여의사가 알려주는

100세까지
성性을
즐기는책

여의사가 알려주는

100세까지 성(性)을 즐기는 책

저자 **토미나가 키요**

토미나가 페인클리닉 원장

평생 현역으로 있고 싶지만...
최근 섹스의 즐거움을
잊어버리기 시작하지 않았습니까?

ED와 조루, 발기 풀림, 섹스리스... 중노년이 되면 젊을 때와 같은 섹스를 즐길 수 없게 되는 법입니다. 나이를 이유로 포기해버릴 것인가, 평생 현역으로 계속 있을 것인가 – 60대야말로 그 분기점입니다.

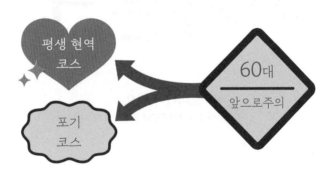

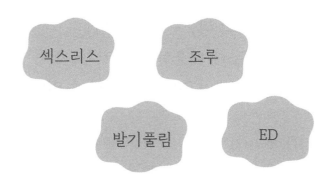

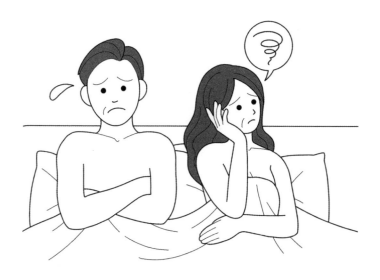

인생 최고의 섹스는 60대부터!
가령(加齡)에 대응하는 테크닉으로
누구라도 '섹스 수명'은 연장할 수 있다!

최신 연구에서 '인생 최고의 섹스는 60대'라는 데이터도 있습니다. 지금은 '섹스 수명'을 늘리는 도구도 많이 있어 가령(加齡)에 대응하는 여러 연구를 통해 누구라도 평생 현역으로 섹스를 즐길 수 있습니다.

※가령(加齡)은 태어나서 나이가 드는 것을 말합니다.

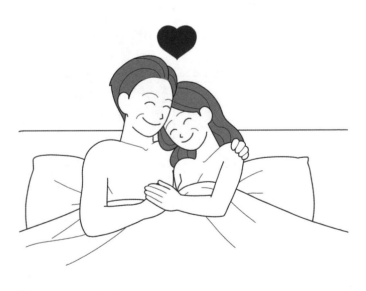

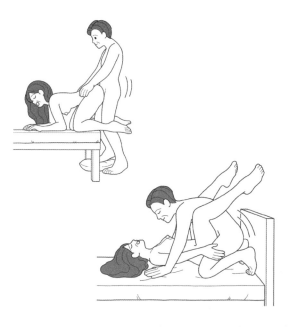

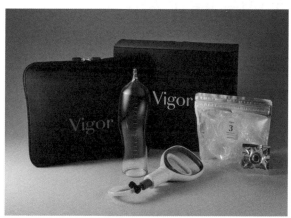

차례

서장

ED, 발기 풀림, 섹스리스...

'섹스의 벽'은
누구라도 넘을 수 있다!

제1장

1만 3000명 조사에서 밝혀진

100세 인생 시대를 사는 '중노년의 성생활'

제2장

목욕 플레이, 커닐링구스, 체위

중노년을 위한 '다시 배우는' 섹스 테크닉

중노년을 위한 침대 테크닉 ②

커닐링구스(Cunnilingus)   81

제4장

ED 치료약부터 발기 보조기구까지...

기운을 되찾는다!
'발기력'을 높이는 훈련

제5장

섹스리스를 해소한다!

파트너와 함께
'행복한 성생활'을 즐기는 힌트

Columm

서장

ED, 발기 풀림, 섹스리스...
**'섹스의 벽'은
누구라도 넘을 수 있다!**

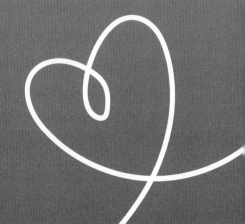

[건강수명이 늘어나면 '섹스 수명'도 늘어난다]

"최근, 발기력과 사정력이 약해졌다"

"새로운 체위나 테크닉에 대한 탐구심이 약해졌다"

"'섹스하고 싶다'는 마음도 생기지 않는다…"

50세를 지나 중노년이라고 불리는 연령대가 되면 이러한 불안과 고민, 의문이 솟아나는 법. 하지만 지금 이 책을 손에 들고 계신 여러분 중에는 그래도 여전히 '아직 더 섹스하고 싶다', '포기하고 싶지 않다'고 생각하는 사람도 많을 것입니다.

그렇지만 한편으로는 '이제 나이가 들었으니까…'라고 어딘가 체념하는 듯한 자신의 마음의 소리가 들려오는 경우는 없습니까? 여성이라면 '내가 먼저 유혹하는 건 천박하다' 같은, 성욕 자체를 부정적으로 생각하는 경우도 드물지 않습니다.

2차 대전 직후인 1947년의 일본의 평균 수명은 남성 50세, 여성 53세였습니다. 그런 상황에서는 60대,

70대에 섹스를 즐긴다는 것이 매우 드물게 생각되었던 것을 이해할 수 있습니다.

하지만 지금은 100세 인생 시대라고 합니다.

후생노동성의 '간이 생명표(2021년)'에 따르면, 2021년 일본인 평균 수명은 남성이 81.47세, 여성이 87.57세입니다. 또 한 내각부의 '2020년 판 고령사회백서'에 의하면, 일상생활을 제약 없이 할 수 있는 기간(건강수명)은 남성이 72.68세, 여성이 75.38세입니다. 즉, 70세가 지나도 활기차고 건강하게 생활할 수 있는 시대가 된 것입니다.

여러분 주위에도 50대는 물론, 60대, 70대, 아니 80대에도 활동적인 분이 많을 것입니다. 의욕적으로 일과 취미에 몰입하고 건강의식이 높은 활발한 고령자를 가리키는 '액티브 시니어(활동적 장년)'라는 말도 자주 듣습니다.

그리고 건강수명이 연장되면 섹스 수명도 저절로

연장될 것입니다. 그저 오래만 사는 게 아니라, 성에 대해서도 건강하게 계속해서 섹스를 즐길 수 있는 시대에 우리는 살고 있는 것입니다. 죽을 때까지 섹스를 즐기는 것은 그림의 떡이 아닙니다.

[언제까지나 할 수 있다고 생각해서는 안 된다, 철야와 섹스]

하지만 단지 평균 수명이 연장되면 섹스 수명도 자연히 연장되는 것일까요?

'자전거는 한 번 타는 법을 기억하게 되면, 설사 10년간 타지 않아도 다시 곧바로 탈 수 있다. 섹스도 마찬가지다. 한동안 격조했더라도 눈앞에 상대가 있으면 곧바로 감각을 되찾을 수 있을 것이다'

이렇게 생각하고 있는 사람은 없습니까?

자전거는 아이 시절에 타는 법을 습득하면 설사 중노년이 되어 다리, 허리의 근력이 약해졌다 해도 어떻게든 앞으로 나아갈 것입니다.

하지만 섹스는 이야기가 다릅니다.

중노년이 되어 오랜만에 섹스할 때, '페니스가 서지 않는다', '도중에 발기가 풀린다', '정액의 양이 줄었다', '사정이 생각대로 되지 않는다', '체위를 유지하기 어렵다' 등 몸의 변화를 느끼는 사람도 적지 않습니다.

여성의 경우에는 질이 위축되어 있어 페니스를 삽입하기 어려워지고, 무리해서 삽입하면 이번에는 심한 성교통(性交痛)을 겪게 됩니다.

전에 제가 운영하는 Facebook 커뮤니티 '토미나가 키요의 비밀의 방'에서 회원들에게 조사한 결과, 남성의 26%, 여성의 35%는 "언제까지라도 섹스할 수 있다고 생각한다"고 응답하였습니다.

상세한 방법은 뒤에 설명하겠지만, 지금은 '죽을 때까지 섹스'는 꿈이 아닙니다. 하지만 아무런 케어나 대책을 실천하지 않아도 젊은 시절과 같은 섹스를 언제까지나 할 수 있는 것은 아닙니다.

우선, 섹스와 자위 등 성행위를 정기적으로 하지 않으면 섹스를 할 수 없게 됩니다. 조금 심하게 말하면, 사용하지 않으면 성기는 퇴화합니다. 이것은 남녀 공통이라고 말할 수 있습니다.

또 남성이라면 50대에 3명 중 1명, 60대에 2명 중 1명, 70대에 4명 중 3명이 발기부전(ED)이 된다고 합니다. ED 치료약으로 치료하지 않으면 삽입하는 섹스는 할 수 없게 됩니다.

이 책을 손에 들고 계시는 분에게 소리 높여 알려드리고 싶은 것은 "철야와 섹스는 언제까지나 할 수 있다고 생각해서는 안 된다."라는 것입니다. 섹스는 한번 기억하면 언제라도 탈 수 있는 자전거와는 전혀 다른 것입니다.

[중노년 '섹스의 벽'을 뛰어 넘는다]

서두부터 조금 심한 얘기를 한 것 같습니다.

중노년이 되면 젊은 시절과 같은 섹스를 눈부시게

느끼는 경우도 있습니다. 하루에도 몇 번씩 발기하여 탐욕스럽게 연인의 몸을 원하는... 그런 끓어오르는 듯한 성 충동을 동반한 섹스의 추억도 있을 것입니다.

하지만 자신도 파트너도 똑같이 나이를 먹고 노화되어 갑니다. 때로는 심신의 이상도 발생합니다.

나이가 듦에 따라 젊은 시절과 같은 섹스에서 멀어지는 것은 전혀 이상한 일이 아닙니다. 노화는 누구도 피할 수 없는 길인 것입니다.

그럼 나이가 들어서 젊은 시절과 같이 섹스를 할 수 없게 되는, 소위 '섹스의 벽'을 넘어서기 위해서는 어떻게 하면 좋을까요?

여기서 중요한 것은 '그렇다면 어떻게 할까?'를 생각하는 것입니다. 20대에는 20대의, 30대에는 30대의, 60대에는 60대의 섹스가 있습니다. 중노년은 중노년 나름의 노화나 몸 상태의 변화에 어울리는 섹스를 즐기는 방법을 연구하여 도입하면 되는 것입니다.

특히 직장 일과 자녀 양육이 일단락되어 정신적으

로나 물리적으로 여유가 생기는 60대 이후는 인생에서 섹스를 즐기는 방법이 크게 바뀌는 분기점이라고 해도 과언이 아닙니다. 죽을 때까지 섹스를 할 수 있을지는 60대에 어떻게 성(性)과 마주하고, 가령(加齡)에 알 맞는 섹스 개선책을 체득할 수 있느냐에 달려 있습니다. 그야말로 지금이 '섹스의 벽'을 넘을 수 있을지, 없을지 갈림길에 서는 것입니다.

이 책에서는 의사로서 저의 오랜 경험과 의학적 논거에 기초하여 '그렇다면 어떻게 할까?'에 대해 가령(加齡)에 알 맞는 섹스 개선책을 논하고 제안해 나가겠습니다.

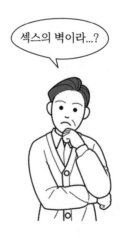

섹스의 벽이라...?

중노년의 성 고민을 안심하고 얘기할 수 있는 SEX 커뮤니티 '토미나가 키요의 비밀의 방'

2021년 7월에 개설한 Facebook 커뮤니티 ※'토미나가 키요의 비밀의 방'은 회원이 1.5만 명을 넘는 (2023년 3월 현재) 일본 최대급 섹스 커뮤니티입니다. 매일 누구에게도 얘기할 수 없었던 섹스 고민을 진지하게 토론하고 있습니다.

※'토미나가 키요의 비밀의 방'
https://www.facebook.com/groups/kiyonohimitsunoheya

남녀 모두 "섹스리스를 해소하고 싶다.", "파트너를 기쁘게 해주고 싶다", "몸의 변화를 알고 싶다"고 호소하는 사람이 얼마나 많은지. 물론, ED와 사정 장애, 조루, 지루, 성욕 저하 등 '남성만의' 절실한 고민을 안고 있는 분도 많이 있습니다.

역시 격려가 되는 것은 회원들의 감상의 글입니다.

"여러분의 투고를 읽고 있는 것만으로 누구에게도 얘기할 수 없었던 고민이 싹 해소되었습니다."

"모두 같은 고민을 안고 있다는 것을 아는 것만으로도 엄청난 도움을 받았습니다."

"솔직히 여기까지 깊게 성과 섹스에 대해 생각한 적은 지금까지 없었습니다."

이 외에도 "선생님의 조언대로 시도해 본 결과, 파트너와 부활할 수 있었습니다!"라는 기쁜 소식도 들었습니다.

회원 여러분이 ED 치료약과 성교통(性交痛) 등 적절한 정보에 접근할 수 있게 되거나 파트너와의 섹스리스가 해소되는 것은 더할 나위 없는 기쁨입니다. 하지만 그 이상으로 기쁜 것은 회원 여러분이 서로 신뢰하고 의견을 교환하면서 성장해 가는 모습을 목격하는 것입니다.

'비밀의 방'은 섹스에 관련된 온라인 커뮤니티이지만, 조롱이나 음담패설이 섞인 코멘트는 전혀 없다고 해도 좋을 정도로 보이지 않습니다.

설사 조롱이 섞인 코멘트가 투고되더라도 그것을 본 다른 회원이 저에게 "이런 이상한 코멘트가 있었습니다!"라고 알려줍니다.

현재 '온라인 커뮤니티'나 '온라인 살롱'이라고 이름 붙은 것은 많이 있지만, 이 정도까지 섹스와 성 고민을 안심하고 얘기할 수 있는 장소가 또 있을까요?

'비밀의 방'에서는 그냥 모두가 잡담을 하는 것은 아닙니다. 저는 통증 치료 전문의이고, 2만 명의 임상 마취 실적이 있는 현역 원장입니다. 저 자신 의료 종사자로서의 커리어와 오랜 세월 길러온 의학적 지식에 기반하여 '지금 자신의 몸에서 무엇이 일어나고 있는가'에 대해서 해설해 갑니다. 그리고 나서 문제에 대한 원인을 찾아내고 '그렇다면 어떻게 할까?'를 분명하게 제시해 가는 것이 제 방식입니다.

배경에 있는 것은 높은 수준의 의학 이론이지만, 실제로 여러분이 실천하는 것은 간단해서 계속할 수 있도록 만든 것입니다.

여기서 다시 알려드리고 싶은 것은 모두 개인의 경험에 의한 것은 아니라는 것. 신장과 체중에 평균이 있듯이 섹스도 마찬가지입니다. 우선은 평균을 알면 자신을 알 수 있습니다. 그 때문에 저는 숫자에 집착하고, 알기 쉬운 해설로 일관하는 것입니다.

성교통(性交痛)이 주제라면 '일본인의 몇 %가 몇 살부터 어느 정도 성교통(性交痛)을 느끼고 있는가?'라는 데이터와 연령대별 섹스 빈도를 파악한 후에 구체적인 성교통(性交痛) 대책을 전부 무료 라이브에서 얘기하고 있습니다.

나이가 들어감에 따른 몸의 변화에 대해 체계화된 의학적 근거와 통계적 지표와 함께 '그렇다면 어떻게 할까?'라는 해결책을 전달하는 것이 저의 역할입니다.

성숙한 커뮤니티는 하루아침에 조성되지 않습니다. 누구나가 중노년이 되어도 건강하고 즐겁게 섹스 라이프를 즐기기 위해서 앞으로도 다양한 개선책을 마련해서 커뮤니티 운영과 정보 제공에 노력해 나가겠습니다.

제1장

1만 3000명의
조사에서 밝혀진

100세 인생 시대를 사는
'중노년의 성생활'

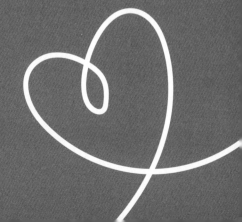

[학회에서 발표한
실제 중노년의 성생활]

'다른 사람들은 도대체 어떤 성생활을 하고 있을까?'

같은 세대의 사람들이 어떤 섹스를 하고 있는지, 남몰래 궁금해 하는 분도 적지 않을 것입니다.

여기서는 '일본성기능학회 제32회 학술총회'에서 발표한 저의 연구결과를 섞어 가면서 중노년의 실제 성생활에 대해 얘기하겠습니다. 이것은 제가 주재하는 Facebook 커뮤니티 '토미나가 키요의 비밀의 방' 회원 30대~80대 남녀 1만 3740명을 대상으로 한 것입니다.

'일본인 중노년의 성'은 지금까지 별로 다루어지지 않던 주제였습니다. 일반적으로도 중노년은 성에 보수적이고 섹스에도 적극적이지 않다는 이미지가 있으며, 성숙한 어른의 연애도 '늘그막의 연애'라고 야유하는 경우도 있습니다.

하지만 이 설문조사에서는 그런 세상의 일반적인 고정관념을 아랑곳하지 않고 끊임없는 탐구심을 가지고 섹스를 즐기고 있는 중노년의 모습이 드러났습니다.

또 한, 저의 YouTube 채널 '여의사 토미나가 키요의 남에게 말 못 할 통증 상당실'의 채널 등록자 수도 90%가 60대 이상의 남성이며, 토미나가 페인 클리닉에는 80대가 되어도 현역으로 파트너와 성생활을 즐기고 계시는 분도 내원하고 있습니다.

여기서부터는 "나이가 들어서..."라고 변명하지 않는 중노년의 성생활 실태를 데이터로 살펴보겠습니다.

[중노년 남성의 고민 1위는 발기부전]

우선 중노년 남성의 성 고민부터 소개하겠습니다.

이 조사결과에서 가장 많은 고민은 '발기부전(ED)' 이었습니다. 그다음으로 '발기 풀림', '섹스리스', '파트너 찾기', '조루', '지루'가 이어집니다.

발기부전에 대해서는 제3장과 4장에서 상세히 설명하겠지만, 유럽과 미국의 통계에서도 50대에 3명 중 1명, 60대에 2명 중 1명, 70대에는 4명 중 3명이 발기부전이 된다고 하므로 이 결과도 납득할 수 있는 것입니다.

확실하게 삽입하는 섹스에 집착한다면, 발기가 안 되어 삽입할 수 없게 되면 곧바로 섹스 수명은 끝나게 될 것입니다. 하지만 지금은 발기력을 회복하는 방법이 과거에는 생각할 수 없을 정도로 많은 선택지가 있습니다. 우선은 왜 자신이 ED가 되었는지 원인을 밝힌 후에 적절한 대책을 강구하는 것이 발기력 회복의 열쇠가 됩니다.

Q. 지금 걱정되는 섹스 문제에 대해 말해주십시오

(남성 338명, 복수 응답)

[1위] ED
[2위] 발기 풀림
[3위] 섹스리스
[4위] 파트너 찾기

[5위] 조루

[6위] 지루

'토미나가 키요의 비밀의 방' 조사

[대면입위로 허리 삐끗!?]

나이가 들면 섹스 체위에도 변화가 생깁니다.

'잘못하는(싫어하는) 섹스 체위'에 대한 질문에서는 1위가 '아크로바틱한 체위', 2위가 '소프트한 것을 포함한 SM', 이어서 '정면입위(대면입위)', '입위후배위(서서 뒷치기)'라는 결과가 나왔습니다'.

나이가 들어 근력이 쇠퇴하여 **다리와 허리에 부담이 가는 아크로바틱한 체위와 입위(立位)가 힘들어진다는 것을 알 수 있습니다.** 하지 근육을 단련하는 것은 남성호르몬 테스토스테론을 분비시키는 데도 중요하므로 230쪽에서도 상세히 해설하고 있습니다.

그중에서도 "새로운 연인이 생겨서 오랜만에 섹스를 재개한다."는 사람은 아크로바틱한 체위를 하면 생각지 못한 부상이 일어날 수 있으므로 주의가 필요합니다.

예를 들어 "젊을 때는 대면입위로 여성을 가볍게 들어올렸다"는 사람이 10년 만에 생긴 연인과 섹스를 한다고 생각해 봅시다. 뇌는 젊은 시절과 같이 '할 수 있을 것이다'라고 생각하고 손발 등에 명령을 내리지만, 근력은 유감스럽게도 당시에 비해 쇠퇴해 있습니다. 그 때문에 생각한 대로 몸이 움직이지 않아 대면입위로 연인을 들어 올리는 순간 허리가 삐끗... 하는 경우가 있습니다. 이건 결코 웃어넘길 일이 아닙니다. **'왕년의 실력을 믿는 것은 위험하다'**는 것입니다.

> Q. 당신이 잘못하는(싫어하는)
> 체위나 플레이는 무엇입니까?

(남녀 231명, 복수 응답)

[1위] 아크로바틱한 체위

[2위] 소프트한 것을 포함한 SM

[3위] 정면입위

[4위] 입위후배위(서서 뒷치기)

[5위] 전동 마사지기 '러브 굿즈'를
　　사용한 플레이

'토미나가 키요의 비밀의 방' 조사

[중노년의 70%가 모르는 성교통 (性交痛)]

현재 일본에서는 중노년의 성에 관한 의식은 보수적이어서, 어쩌면 '천박하다', '부끄러워해야 할 일이다'라고 생각하고 있는 분도 많은 것이 현실입니다. 또한 가령(加齢)에 의해 나타나는 페니스나 질 등의 변화에 대한 올바른 지식도 별로 알려져 있지 않다고 생각됩니다.

당신은 오랜만에 섹스를 하는 '세컨드 버진'이 아프다는 것을 알았습니까?

여성의 질은 아무것도 하지 않으면 위축되고 잘 젖지 않게 되어 섹스 시 페니스를 삽입하기 힘들게 된다는 것을 알았습니까?

이 조사결과에서는 남녀 모두 **70% 이상의 사람이 성교통(性交痛)과 질 위축을 "몰랐다"**고 대답하고 있습니다.

이 정도까지 건강수명이 연장되어 있는데, 섹스에 관한 지식이 업데이트되지 않은 것은 매우 이상한 일이라고 생각하지 않습니까?

토미나가 페인 클리닉의 성교통(性交痛) 외래에서는 이제까지 5,000명 이상이나 성교통(性交痛) 진단을 해 왔습니다. 거기에는 파트너와의 섹스를 충실하게 잘하고 싶다는 분은 물론, 재혼이나 혼외연애, 시니어의 교제 등 다양한 인생의 국면을 맞이한 분이 많이 내원하고 있습니다. 그야말로 '성의 다양화'입니다.

하지만, 그런 가운데 젊은 시절과 같이 섹스를 할 수 없으며, 자신의 몸에 무엇이 일어나고 있는지, 원인과 대처법은 무엇인지를 몰라서 당황하는 사람도 적지 않습니다.

저 자신도 이 설문조사 결과를 보고, 의료종사자로

서 중노년 이후의 몸 변화에 대한 올바른 정보를 한 층 더 전파해야겠다고 새삼 느꼈습니다.

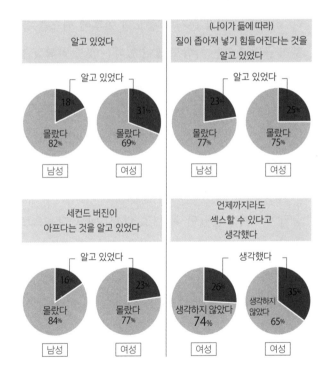

Q.어른의 성교통(性交痛)과 질 위축을 알고 있습니까?

(남성 263명, 여성 88명, 복수 응답)

알고 있었다

알고 있었다
몰랐다 82%
18%
남성

알고 있었다
31%
몰랐다 69%
여성

(나이가 듦에 따라)
질이 좁아져 넣기 힘들어진다는 것을
알고 있었다

알고 있었다
23%
몰랐다 77%
남성

25%
몰랐다 75%
여성

세컨드 버진이
아프다는 것을 알고 있었다

알고 있었다
16%
몰랐다 84%
남성

23%
몰랐다 77%
여성

언제까지라도
섹스할 수 있다고
생각했다

생각했다
26%
생각하지 않았다 74%
여성

35%
생각하지 않았다 65%
여성

'토미나가 키요의 비밀의 방' 조사

39

[중노년의 절반 가까이가 '섹스는 아침부터 낮']

앞서 설명한 바와 같이, 이 조사에서는 중노년층에 대한 올바른 성 지식 계몽이라는 과제가 드러났습니다. 하지만 그것과 동시에 **중노년 이후에 섹스를 충분히 즐기고 있는 사람도 많이 있다**는 것도 밝혀졌습니다.

여기서 흥미로운 것이 **"섹스를 하는 시간대"**에 응답입니다.

"당신은 몇 시에 섹스를 합니까?"라는 질문에 대한 응답에서 **가장 많았던 것이 "22~24시"이고, 다음으로 많았던 것이 "점심식사 후, 오후"**라는 것이었습니다.

'섹스 = 밤에 한다'는 이미지가 강하지만, 중노년이 되면 시간대에 집착하지 않는 사람도 늘어나고 있는 것입니다. 새벽이나 오전 중에 섹스를 하는 사람도 적지 않다는 점이 포인트입니다.

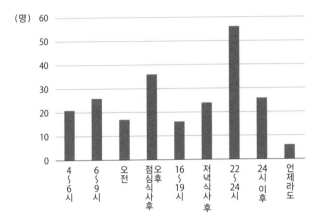

(n=231, 복수 응답)

(명) 60
50
40
30
20
10
0

4
∼
6
시

6
∼
9
시

오
전

점
심
식
사
후

오
후
16
∼
19
시

저
녁
식
사
후

22
∼
24
시

24
시
이
후

언
제
라
도

'토미나가 키요의 비밀의 방' 조사

이것은 나중에 상세히 설명하겠지만(229쪽 참조), 남성호르몬인 테스토스테론은 오전 중에 많이 분비되므로 **아침 발기를 활용한 섹스**를 하고 있다는 것을 추측할 수 있습니다.

그렇다고 해도 아침에 옆에서 자고 있는 파트너를

억지로 깨워서 격렬한 섹스를 하는 것은 생각해 볼 문제이지만, 두 사람이 잠결에 느긋하게 스킨십을 하고 피부를 맞대고 있는 것이라고도 생각됩니다. 아침부터 자신의 바로 옆에 사랑하는 상대가 있다는 행복을 곱씹는... 그런 충실한 하루의 시작도 멋집니다.

그리고 '오후'라는 응답은 어쩌면 낮에만 만날 수 있는 파트너와의 섹스를 의미하고 있는지도 모릅니다. 그렇게 생각하면, 이 데이터는 꽤 흥미로운 것입니다.

['섹스 수명'을 늘리는 도구는 매우 다양]

이 결과를 보고, 저는 '**지금의 중노년은 좋은 의미로 탐욕적이고, 자신에게 자신감을 갖고 있다**'고 절실히 느꼈습니다.

"**이제 체력이 없다**", "**과거와 같은 섹스를 할 수 없다**"고 한탄하는 사람이 있는 반면, 중노년이 되어도 자신의 몸 상태 변화에 맞춰 섹스를 즐기고 있는 사

람이 많이 있다. 이것도 또한 현실입니다.

과거에는 '나잇살이나 먹어서 섹스에 대해 생각하다니' 같은 사회규범에 의해 중노년의 성은 부정되어 왔습니다.

마음속에서는 '아직 섹스를 즐기고 싶다'고 생각하고 있어도 중노년은 '정년'이라고 간주되어 섹스를 즐기는 것을 포기해야 하는 상태였습니다.

하지만 지금은 어떨까요?

비아그라 등 ED 치료약이 보급되고, **온라인 진료로** 프라이버시를 보호하면서 의사의 진찰을 받고 처방약을 구할 수 있습니다. 저의 클리닉에도 "선생님, 오늘은 시알리스 40개 부탁이요!"라면서 씩씩하게 찾아오는 70대 남성도 있습니다.

ED 치료약을 복용할 수 없는 사람도 낙담할 필요는 없습니다. 뒤에서 자세히 설명하겠지만, 후생노동성이 인정한 **음압식 발기 보조기구 '비거 2020'**을 사용하여 발기력을 되찾은 분도 있습니다. 며칠 전 저의 클리닉에도 80대 남성이 온라인 진료를 받고 '비거'를 구입하셨습니다.

또한 **EMS를 사용하여 골반저근을 단련하는 기구** 등 테크놀로지의 진화는 일취월장하고 있습니다. 약국에서 구할 수 있는 안전한 **호르몬 제제**도 있습니다.

테크놀로지의 은혜를 최대한 활용하여 섹스 수명을 연장한다. 이것도 새로운 중노년의 성생활 방식이라고 할 수 있을 것입니다.

[인생 최고의 섹스를 체험할 수 있는 것은 60대]

이 조사에서는 **"당신의 인생 최고의 섹스는 몇 살 때?"**라는 질문도 마련하였습니다. 거기서는 20대에 경험했다고 응답한 사람이 13명, 30대가 14명, 40대가 22명, 50대가 30명, **60대가 36명**, 70대가 8명이라는 결과가 나왔습니다.

이번 조사대상에는 30대 미만은 포함되어 있지 않았는데, 젊고 정력이 있는 20대와 30대가 아니라 "60

대"라는 응답이 최다였습니다.

'서지 않는다', '생각한 체위를 할 수 없다'고 고민할 법한 60대가 왜 '인생 최고의 섹스'를 체험할 수 있는 것일까요? 이것은 전적으로 지혜와 경험에 의한 부분도 크기 때문입니다.

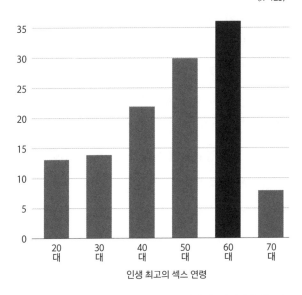

Q. 당신의 최고의 섹스는 몇 살 때였습니까?

(n=123)

인생 최고의 섹스 연령

'토미나가 키요의 비밀의 방' 조사

상세하게는 제2장의 칼럼 '계절에 따른 성생활의 지혜와 연구'(154쪽 참조)에서도 설명하겠지만, 추운 겨울이라면 로션을 욕조에 넣어두어 따뜻하게 한다, 더운 여름이라면 땀을 흘리지 않도록 베이비 파우더를 사용한다 등, 이제까지 생활 속에서 얻은 경험과 지식을 적절히 섹스에 도입하여 즐기고 있는 중노년이 얼마나 많은지.

이러한 성생활의 지혜는 손끝의 테크닉에 그치지 않고, 상대에 대한 배려와도 깊이 연결되어 가는 법입니다. 세심한 배려야말로 어른의 여유가 드러나는 것이라고도 할 수 있을 것입니다. 60대에 인생 최고의 섹스를 할 수 있는 것은 **나이가 들어감에 따라 섹스의 스킬과 경험치가 올라가 만족감을 얻을 수 있는 개선책이 이루어지게 되었다**는 것이 커다란 요인이라고 생각됩니다.

물론, 중노년에 인생 최고의 섹스를 체험할 수 있는 것은 이 설문조사 응답자에 한정된 것은 아닙니다.

미국의 조사회사 '리서치 나우'가 시행한 미국에

사는 독신자 5,000명을 대상으로 한 섹스에 관한 조사(※1)에 따르면, 남성은 64세, 여성은 66세에 '최고의 섹스'를 체험할 수 있다는 결과가 나왔습니다.

"이제 나이가 들었으니..."라고 섹스를 포기해 버리는 사람과 60대에 인생 최고의 섹스를 맞이하는 사람, 100세 인생 시대에는 이와 같이 양극화되어 이미 '섹스 격차'가 생기고 있는지 모릅니다.

섹스는 절대 젊은 사람만이 할 수 있는 특권이 아닙니다.

섹스는 남과 비교하는 것이 아니라, 파트너를 존중하고 서로를 고조시키면서 자기 자신을 위해서 하는 행위입니다. **나이가 들어 변화해 가는 자신과 파트너의 몸에 대한 지식을 심화하여, 가령(加齡)에 맞는 섹스 개선책을 강구함으로써 죽을 때까지 섹스를 즐기는 것도 꿈은 아닙니다.**

그것을 위해서는 '섹스 업데이트', '섹스 다시 배우기'가 필수적입니다. 제2장에서는 전희 방법과 체위까지 섹스 테크닉 '다시 배우기'를 망라합니다. 또한 제3장에서는 다시 알아야 할 남성기의 구조와 발기력 상승을 위한 트레이닝에 대해서도 소개합니다.

순서대로 읽어나가도 되고, 흥미가 있는 곳부터 골라 읽어도 됩니다. 부디 부담 없는 마음으로 페이지를 넘기십시오. "이제 나이가 들었으니…"는 금기어입니다. '섹스의 벽'을 함께 넘어 갑시다.

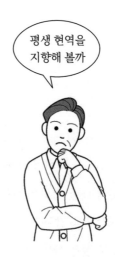

평생 현역을
지향해 볼까

누구에게도 말할 수 없는
본심을 고백할 수 있는
'온라인 SEX 가면무도회'란?

Facebook 커뮤니티 *'토미나가 키요의 비밀의 방'
은 승인제입니다. 입회 희망자는 3개의 간단한 질문
에 대답하고 주재자의 승인을 얻지 않으면 참가할 수
없다는 규칙이 있습니다. 이 작업은 지금도 제가 수
작업으로 하고 있습니다.

그런 보람이 있어서인지 회원은 모두 신사숙녀들
입니다. 하지만 질문과 코멘트를 투고할 때는 아무래
도 이름(대부분의 분들은 실명)이 표시되게 됩니다.

물론, 성 문제는 추잡한 것도 부끄러운 것도 아닙
니다. 하지만 동시에 개인의 존엄에 관계되는 매우
섬세한 것입니다. 특히 여성으로부터는 "묻고 싶지만
부끄럽다", "신원이 밝혀지는 것이 싫어서 물을 수 없다", "본심은 누구에게도 말하고 싶지 않다" 등의 의견도 많이 받았습니다. 그런 의견을 받고 만들어낸 것이 '**온라인 SEX 가면무도회**'입니다.

가면무도회는 참가자가 가면을 쓰고 신분과 정체를 감추고 하는 것인데, '온라인 SEX 가면무도회'는 가상공간에서 이루어집니다. 여기서는 Zoom을 이용합니다.

참가자는 Zoom의 코멘트 기능으로 저에게 질문을 보냅니다. 거기서 보내진 질문에 제가 실시간으로 대답해 가는 것이 기본적인 흐름입니다.

'질문을 쓰고 투고한다'는 작업 자체는 Facebook의 코멘트 란에 기입하는 것과 같지만, 이 이벤트에서는 **저 이외의 다른 참가자가 쓴 코멘트는 다른 사람으로부터 보이지 않는 시스템이 되어 있습니다**. 또 다른 참가자가 몇 명 있는지도 모르고, 누가 지금 어떤 질문을 하고 있는지도 모릅니다.

저는 투고된 여러 질문에 대해 신원이 노출되지 않도록 주의하며 코멘트해 갑니다. 타나카 씨의 질문도 질문자가 타나카 씨라고는 알 수 없도록 '가면'을 씌

우고 취급하는 것입니다.

익명성이 담보된 온라인상 공간에서 실시간으로 정보를 공유하는 '온라인 SEX 가면무도회'는 비밀성과 설레는 느낌도 맛볼 수 있는, 그야말로 어른들의 사교장입니다.

이벤트에서는 섹스 고민부터 인간관계와 불륜 상담까지 실로 다양한 질문이 등장합니다. 진행과 시간관리 등 반성할 점은 여러 가지 있지만, 즐겁게 도움되면서 약간 감동하기도 하는... 다른 곳에서는 체험할 수 없는 보람 있는 시간이었습니다.

코로나 팬데믹으로 대학은 온라인 수업, 회사는 원격근무, 의료 세계는 온라인 진료라는 식으로 디지털화가 단번에 가속되었는데, 성이라는 분야에서도 IT를 사용한 커뮤니케이션은 앞으로 점점 필수적으로 되어 갈 것입니다.

'온라인 SEX 가면무도회'는 앞으로도 부정기적으로 개최할 예정입니다. 흥미 있는 분은 부디 부담 없이 참가해 보십시오.

제2장

목욕 플레이,
커닐링구스, 체위
중노년을 위한
'다시 배우는'
섹스 테크닉

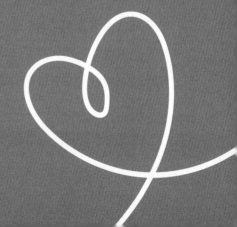

[중노년의 마음과 몸의 변화에 대응한 섹스 테크닉을 습득한다]

자신도 파트너도 나이를 먹으면 정력이 왕성한 젊은 시절과 같은 섹스는 할 수 없게 됩니다.

"정상위에서 생각처럼 피스톤 운동을 할 수 없다", "허리가 아파서 체위를 유지할 수 없다", "파트너의 반응이 적어졌다" 같은 변화와 위화감, 때로는 통증이 생기는 경우도 있습니다. 몸 깊은 곳에서 꿈틀거리던 성충동도 줄어들 것입니다.

설사 가령(加齡)에 의해 젊은 시절과 같은 섹스를 할 수 없게 되어도 애무와 체위를 개선함으로써 이제까지 이상으로 만족감 있는 섹스를 맛볼 수 있을 것입니다. 또한 인생 경험을 축적한 중노년다운, 파트너에 대한 사랑을 효과적으로 전달하는 스킬도 습득하면 두 사람의 관계는 더욱 깊어질 것입니다.

제2장에서는 중노년의 마음과 몸의 변화에 대응한

섹스 실천 테크닉을 조언합니다. 모두 오늘 밤부터
사용할 수 있는 것들이므로 부디 실천해 보십시오.

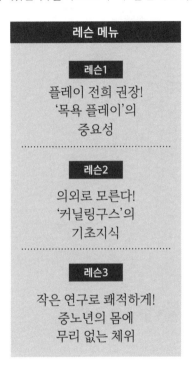

레슨 메뉴

레슨1

플레이 전희 권장!
'목욕 플레이'의
중요성

레슨2

의외로 모른다!
'커닐링구스'의
기초지식

레슨3

작은 연구로 쾌적하게!
중노년의 몸에
무리 없는 체위

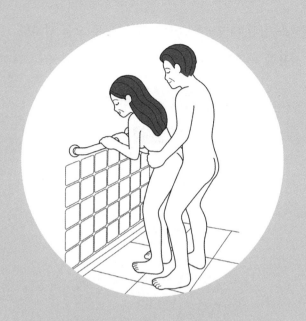

목욕 플레이

섹스 전의 목욕을 즐기고 있습니까? 목욕에는 릴랙스 효과
도 있는데, 사실 '전희'에도 안성맞춤인 장소입니다. 여기
에서는 목욕 플레이를 상세하게 해설하겠습니다.

[전희로서 '목욕 플레이'의 중요성]

'여성을 기분 좋게 하기 위해서는 전희가 중요. 서서히 시간을 들여 애무하자. 그래, 커닐링구스도 시간을 들여 해보자'

그렇게 생각했는데, 그녀의 반응이 좋지 않을 뿐 아니라 때로는 싫어하는 기색을 보였다... 는 경험이 있는 분은 없지 않을까요?

혹은 '분명 그녀는 부끄러워하고 있을 뿐'이라고 생각하고, 거의 강제적으로 커닐링구스를 계속한 적은 없습니까?

그녀가 커닐링구스를 피하는 것은 부끄러워하고 있는 것이 아니라, 사실은 '냄새'가 걱정되기 때문이라는 케이스도 적지 않습니다.

그 원인과 메커니즘에 대해서는 제5장에서 상세히 다루는데(289쪽 참조), 40세부터 90세의 일본인 여성을 대상으로 한 역학조사(※2)에서는 일본인 여성

6명 중 1명이 Y존의 냄새로 고민하고 있다는 것이 밝혀졌습니다. 그리고 그 원인은 가령(加齡)에 의해 여성호르몬 '에스트로겐' 분비가 줄어 질내 유해균이 증가한 것에 기인합니다.

여성은 Y존의 냄새가 걱정되면 남성이 성기를 핥아주는 커닐링구스는 적극적으로 즐길 수 없는 법입니다.

여기서 한 가지 해결책이 될 수 있는 것이 전희 전의 **'목욕 플레이'**입니다.

만일 그녀가 Y존의 냄새를 걱정하고 있다면 냄새의 원인을 목욕으로 씻어내면 되는 것입니다.

그렇다고 해서 마구잡이로 빡빡 씻는 것은 오히려 역효과입니다.

아시다시피 여성의 성기는 입체적이고, 남성의 성기보다도 복잡한 구조를 하고 있습니다. 치구(恥垢)(소변과 분비물, 피지와 땀 등이 섞여서 생긴 것)가 어디에 쌓이는가, 어떻게 하면 깨끗하게 씻어낼 수 있는가, 이러한 것들을 우선 제대로 아는 것이 중요합니다. 중요한 것은 여성 성기의 구조를 정확히 이해한 후에 그녀의 그곳을 씻어 냄새 원인을 차단하는 것입니다.

조금 돌아가는 것처럼 들리겠지만, 사실은 이것이야말로 여성을 쾌감으로 인도하는 커닐링구스로 가는 지름길입니다.

[실전 목욕 플레이! 그 전에 해야 할 것]

우선 목욕 플레이를 즐기기 전에는 준비가 중요합니다.

포인트는 다음 3가지입니다.

① 손톱을 깎는다

② 손톱줄로 다듬는다

③ 손가락 보습

'에~ 그런 걸 해야 해? 귀찮게!'라고 생각한 분은 유감스럽지만, 목욕 플레이를 즐길 자격이 없습니다

(쓴웃음).

뒤에서 상세히 설명하겠지만, 여성의 몸은 섬세하며, 클리토리스는 '신경 덩어리'라고도 할 수 있는 부위입니다. 그런 섬세한 부위를 건조하고 까칠한 손가락으로 만지는 것은 생각해 볼 문제입니다.

만일 거스러미(hangnail)가 있는 손가락이나 비뚤게 깎인 손톱이 클리토리스에 닿으면 여성은 쾌감을 느끼기 전에 통증을 느끼게 됩니다. 더구나 전희 단계에서 통증을 느끼게 되면 그 후의 플레이에서 아무리 정성스럽게 애무를 해도 만회하는 것은 어려운 법입니다.

물론 직업상 손가락을 혹사하는 분도 있을 것입니다. 그런 분은 사전에 핸드크림을 발라보는 것도 권장합니다. 만일 '오늘은 평소보다 손가락이 거칠다'고 생각했을 때는 과감하게 손으로 만지지 않는 것도 한 가지 방법입니다.

제가 살고 있는 에히메현(愛媛県) 마츠야마시(松

山市)는 도고(道後)온천이 유명한데, 온천가에는 풍속점(風俗店, 성적 서비스를 제공하는 점포)도 다수 늘어서 있습니다. 이전 어느 풍속점 매니저와 이야기할 기회가 있었는데, 그때 "손님이 입점하기 전에 엄격하게 손가락을 체크합니다"라는 이야기를 들었습니다.

그 점포에서는 만일 손님의 손톱이 길면 접수처에 상비하고 있는 손톱깎기와 손톱줄을 곧바로 빌려주고 있다고 합니다. 이것도 점포에서 일하고 있는 여성들이 상처를 입지 않게 하기 위한 배려라고 할 수 있을 것입니다.

여성의 섬세한 부위에 닿기 전에 손가락을 제대로 케어하는 것은 단지 풍속점만의 문제가 아닙니다. 손톱줄이라면 100엔샵에서도 살 수 있고, 핸드크림도 편의점에서 팔고 있습니다. 이러한 세심한 배려가 쌓이고 쌓여서 이윽고 여성에게 '이 사람은 나를 소중히 대해 주고 있다'는 애정의 증거로 이어져 가는 것입니다.

여기서 다시 확인하고 싶은 것은 남녀의 오르가즘에 이르는 시간의 길이 차이입니다.

일반적으로 남성은 성적 흥분을 얻으면 직선적으로 오르가즘에 도달하지만, 여성의 오르가즘은 충분한 성적 흥분이 없으면 일어나지 않습니다.

여성이 '서서히 고조되고 있다', '드디어 이제부터 기분이 좋아진다'는 타이밍에 남성이 덜컥 사정해 버려서 혼자 남겨진 느낌을 받았다는 에피소드를 실로 많이 듣습니다. 오르가즘에 이르는 프로세스의 남녀 차이를 파악하면 여성의 섹스 만족도 상승으로 이어지는 것입니다.

[지금이야말로 알고 싶다! 여성기 올바르게 씻는 법]

손톱은 깔끔하게 깎았습니까? 손가락이 지저분하거나 거스러미는 없습니까? 손가락은 보습되어 있습니까? 확실히 확인했다면 자 드디어 그녀의 그곳을 씻습니다.

여기서 중요한 것은 씻는 법입니다.

여성기에서 치구(恥垢)가 쌓이는 곳은 3개 부위입니다. 하나는 **대음순과 소음순의 틈**입니다. 소위 주름과 주름 사이입니다.

또 하나는 **질과 요도 사이**입니다. 여기는 요도 바로 밑이므로 소변이 흐르기 쉬운 장소이기도 합니다.

그리고 세 번째는 **클리토리스 포피(包皮)**입니다. 클리토리스의 돌기 부분은 평소에는 포피에 덮여 있는데, 성적 흥분을 얻으면 클리토리스가 충혈되고 팽창하여 끝부분이 노출됩니다. 갱년기 이후에는 가령(加齡)에 동반하여 이 포피가 늘어지는 경우가 있기 때문에 이 부분도 확실히 씻어내 주는 것이 중요합니다.

씻을 때의 포인트는 다음과 같습니다.

① 중지를 살짝 든다

② 검지와 약지로 대음순과 소음순의 틈을 부드럽게 씻는다

③ 중지로 클리토리스와 질 입구를 부드럽게 씻는다

몸의 방향은 '그녀를 뒤에서 안는 것처럼', 손의 움직임은 '뒤에서 앞으로'가 원칙입니다. Y존의 신경과 혈관은 엉덩이(항문 방향)에서 앞(클리토리스 방향)을 향해 뻗어 있기 때문입니다.

주의점은 **질 속에 손가락은 절대 넣지 않는다**는 것입니다. 바디워시가 그녀의 질에 들어가게 되면 질 속을 청결하게 지켜주고 있는 유익균(되데를라인 간균)을 죽이게 되어 냄새의 원인이 되기 때문입니다.

소음순과 대음순의 틈에 때가 끼기 쉽다

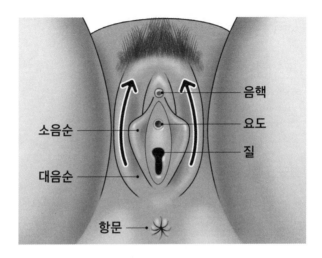

음핵

요도

질

소음순

대음순

항문

그녀의 엉덩이에서 앞쪽 방향으로 중지를 들고 검지와 약지를 소음순과 대음순의 틈을 따라 5번 왕복하는 정도로 씻습니다.

대음순과 소음순 사이의 틈이 깨끗해지면 다음은 클리토리스 포피와 질구를 중지로 부드럽게 씻어 줍시다.

[매너리즘을 해소한다!
목욕 플레이의 장점]

그녀의 그곳을 부드럽게 씻고 있으면, 왠지 좋은 분위기로 이어져 그대로 욕실에서 섹스로 돌입... 같은 경우도 있을 것입니다.

목욕 플레이에는 장점이 많이 있습니다.

무엇보다 목욕에는 릴랙스 효과가 있습니다. 서로가 알몸이 됨으로써 밀착도 높은 커뮤니케이션도 기대할 수 있습니다. 릴랙스한 커뮤니케이션을 하고 있을 때, **뇌에서는 애정 호르몬 '옥시토신'**이 많이 분비되어 애착이 한층 더 깊어져 갑니다.

욕실 거울 앞에서 둘이 서로를 씻어 주면 눈으로도 자극을 얻어 흥분도도 높아집니다.

또한 욕실이라면 침대에서는 지저분해져 신경 쓰이는 로션 플레이도 마음껏 즐길 수 있습니다. 몸에 묻은 로션도 욕실에서는 간단히 씻어낼 수 있습니다.

여기서 목욕 플레이를 하는 '장소'에 대해서도 생

각해 봅시다.

익숙한 자택의 욕실도 릴랙스할 수 있지만, 때로는 널찍한 욕실에 고기능 제트 욕조가 있는 **러브호텔을 활용**하는 것도 좋을 것입니다.

최근에는 버라이어티 풍부한 입욕제가 준비되어 있는 러브호텔도 있습니다. 또한 로션 플레이를 해도 뒤처리가 간단하다는 것도 러브호텔의 장점입니다.

또한 고성능 에어컨 설비도 갖춰져 있으므로 목욕 후 몸이 급격히 식을 걱정도 없습니다. 여름철은 목욕 플레이에서 설사 땀을 흘리더라도 곧바로 시원해지는 것도 기쁩니다.

'어른의 유원지'라고도 불리는 러브호텔. 섹스의 매너리즘 방지를 위해서도 러브호텔에서 목욕 플레이를 즐기는 것도 한 가지 재미라고 할 수 있을 것입니다.

['해서는 안 된다!' 목욕 플레이의 NG 항목]

목욕 플레이의 장점은 많이 있지만, 주의점도 있습

니다.

우선 **욕조 안에서의 삽입은 NG**입니다. 그때의 분위기에 휩쓸려 욕조 안에서 삽입행위를 하는 것은 피합시다. 모처럼 촉촉해진 애액이 목욕물로 씻겨져 나가 성교통(性交痛)을 일으킬 수 있습니다. 또 질을 통해 몸으로 잡균이 들어와서 염증을 일으킬 우려도 있습니다.

또 절대로 피해야 할 것이 **바디워시를 로션 대신 사용해서는 안 된다**는 것. 드물게 바디워시를 페니스에 바르고 그대로 여성기에 삽입하려고 하는 사람도 있는 것 같은데, 이것은 엄금입니다!

질은 유익균인 되데를라인간균의 작용에 의해 보호되고 있습니다. 하지만 거기에 바디워시가 들어오면 되데를라인간균을 죽이게 되어, 질 내의 유익균과 유해균의 균형이 무너져 냄새와 가려움의 원인이 됩니다.

목욕 플레이는 냉한 체질인 사람에게는 몸을 따뜻

하게 하는 데 아주 좋지만, **ED 치료약을 먹고 있는 분은 주의가 필요**합니다.

ED 치료약에 대해서는 제3장에서 상세히 다루는데, 목욕으로 몸이 너무 따뜻해지면 몸 표면 피부 전체의 혈관이 너무 확장되어, 원래대로라면 페니스에 흘러가야 할 혈액이 몸 전체를 순환하게 되어 페니스의 혈류를 유지할 수 없게 되기 때문입니다. 비아그라나 시알리스, 레비트라 등 ED 치료약을 먹고 있는 분은 장시간의 목욕 플레이는 피합시다.

목욕 플레이를 안심 안전하게 즐기기 위한 보조 굿즈

평소의 침대와 이불을 벗어난 욕실에서의 섹스는 매너리즘을 방지하여 두 사람에게도 새로운 자극과 쾌감을 가져다줍니다.

하지만 침대와 달리 욕실 바닥은 딱딱하고 미끄러지기 쉬운 법입니다. 목욕 플레이에서 넘어져서 낙상, 자칫 골절... 같은 사태를 초래하면 아무 의미도 없습니다.

이제까지 시도해 본 적 없는 플레이를 시도할 때, 우선 주의해야 할 것은 준비를 게을리하지 않는 것입니다. 중노년의 섹스는 '준비가 가장 중요하다'고 할 수 있습니다.

우선 여러분에게 권장하고 싶은 것은 **두툼한 발판이나 미끄럼 방지가 되어 있는 욕실·욕조 매트**를 잘 활용하는 것입니다.

발판이라고 하면 나무로 만들어진 딱딱한 것을 연상하실지 모르지만, 최근에는 쿠션성이 우수하고 미끄럼 방지가 되어 있는 제품이 홈센터나 인터넷 통신판매에서 많이 판매되고 있습니다. '목욕 매트'의 이미지에 가까울지 모릅니다.

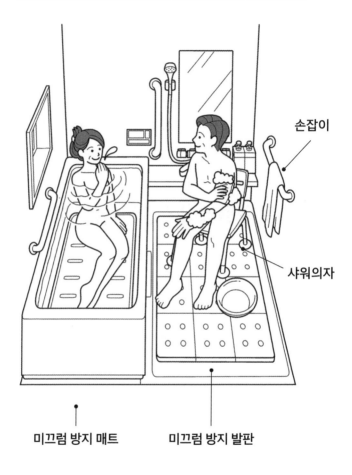

손잡이

샤워의자

미끄럼 방지 매트

미끄럼 방지 발판

욕실 미끄럼 방지 매트와 발판, 목욕을 보조하는 목욕 의자(샤워 의자), 손잡이 등 개호용품에는 편리한 아이템이 많다.

발판 외에 **욕조 매트**도 꼭 활용해 보십시오.

피스톤 운동을 하면 발이 미끄러져 낙상할 리스크가 높아지는데, 흡반이 있는 욕조 매트가 있으면 밀리지 않아 안심입니다. 이것도 홈센터에서 팔고 있습니다. 인터넷 통신판매로 구입하는 분은 '욕실 매트', '두툼', '미끄럼 방지' 등의 키워드로 검색하면 간단히 찾을 수 있을 것입니다.

[목욕 플레이에 권장하는 체위]

욕실에서의 섹스에는 체위에 대한 연구도 필요합니다.

아무래도 욕실에서 누울 수는 없으므로 자연히 체위가 한정됩니다. **좁은 공간에서는 배면입위**(背面立位)**(입위후배위**立位後背面)**, 소위 '서서 뒷치기'**가 가장 도전하기 쉬운 체위일 것입니다. 이때 여성은 욕실 개호용 손잡이를 잡으면 몸의 균형을 유지하기 쉬워집니다.

중노년이 되면 **좌위**(座位)도 바람직합니다.

좌위도 둘이 마주 보는 **'대면좌위**(對面座位)**'**와 여성의 등 뒤에 앉는 **배면좌위(背面座位)**'가 있는데, 어떤 것이든 차가운 바닥에서 무릎 관절을 다치지 않기 위해서도 두툼한 발판이 큰 도움이 됩니다.

좌위를 할 때 직접 바닥에 앉는 것에 저항감이 있다면 욕실용 의자를 이용하는 것을 권장합니다. 그중에서도 개호용 의자는 몸의 균형을 유지할 수 있으므로 중노년에게 안성맞춤입니다. 인터넷 통신판매에서는 '샤워 벤치'나 '샤워 의자'라는 이름으로도 판매되고 있습니다.

개호용 손잡이를 여성이 잡는 '배면입위'

배면입위에서는 여성이
개호용 손잡이를 잡으면
균형을 잡기 쉽다.

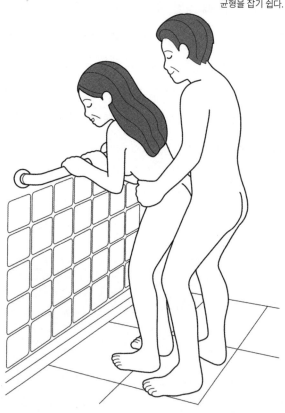

개호용 의자에서의 '대면좌위'

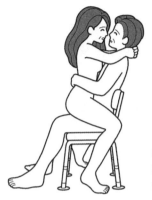

대면좌위는 미끄럼 방지
기능이 있는 샤워 의자에
앉아서 하면 안정감이 있다.

목욕 플레이에서 피하는 것이 좋은 '대면입위'

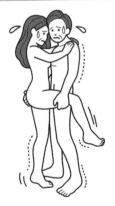

선 채로 한쪽 다리를 드는
대면입위는 낙상 리스크가
크다.

어지간히 체력에 자신이 있는 분 아니면 **피하는 게 좋은 것이 대면입위**입니다. 설사 발판에 흡반이 있어도 목욕탕 바닥은 미끄러지기 쉬우므로 마주보고 선 채로 삽입하는 것은 남성도 여성도 낙상 리스크가 크다고 할 수 있습니다.

또한 목욕탕 욕조의 가장자리에 앉는 상태는 매우 위험하므로 중노년은 절대로 그만둡시다. '젊은 시절에는 할 수 있었으니까'라는 과거의 기억을 과신하는 것만은 아무쪼록 피하는 것이 현명합니다.

[목욕 플레이 가능? 우선은 셀프 체크부터]

여기까지 읽고 '목욕탕에서 서서 뒷치기 같은 하드한 플레이를 할 수 있을까...'라고 불안하게 생각하는 분은 없습니까? 특히 코로나 팬데믹으로 운동 부족이 심하면 근력도 저하되어 있을지 모릅니다.

그런 사람도 살짝 시험해 볼 수 있는 셀프 체크법이 있습니다. 그것이 **'로코모도(度) 테스트'**입니다.

로코모란 로코모티브 신드롬(Locomotive Syndrome)의 약칭입니다. 이것은 영어로 이동하는 것을 나타내는 '로코모션(Locomotion)', 이동하기 위한 능력이 있다는 것을 나타내는 '로코모티브(locomotive)'에서 만들어진 말로, 이동하기 위한 능력이 부족하거나 쇠퇴한 상태를 가리킵니다.

로코모가 진행되면 머잖아 개호(介護)가 필요해질 리스크가 높아집니다. 하지만 일상생활에서는 좀처럼 자각 증상이 나타나지 않기 때문에 모르는 사이에 로코모가 진행되고 있는 경우도 있습니다. 그렇게 되지 않기 위해서도 평소부터의 예방이 필요합니다.

일어서기 테스트(두 발로 가능했다면 한 발로)

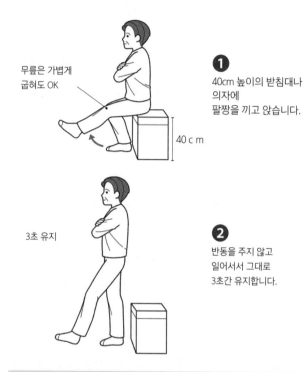

무릎은 가볍게
굽혀도 OK

40 cm

1 40cm 높이의 받침대나
의자에
팔짱을 끼고 앉습니다.

3초 유지

2 반동을 주지 않고
일어서서 그대로
3초간 유지합니다.

'일어서기 테스트'는 하지 근력을 측정하는 테스트로, 한 발 혹은 두 발로 앉은
자세에서 일어설 수 있는가로 로코모도(度)를 측정합니다. 한 발로 일어서지
못하는 경우는 근력 저하가 시작되었기 때문에 목욕탕에서 섹스하는 것은 삼
가는 게 좋을 것입니다. 두 발로 일어서지 못하는 경우는 근력 저하가 상당히
진행되어 있는 상태라고 할 수 있습니다.

일어서기 테스트(우선은 두 발로)

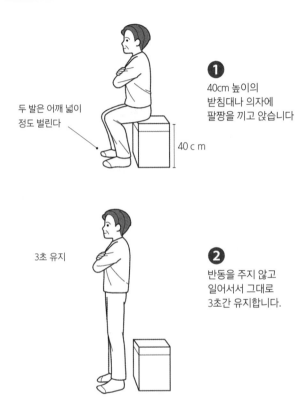

① 40cm 높이의
받침대나 의자에
팔짱을 끼고 앉습니다

두 발은 어깨 넓이
정도 벌린다

40 c m

3초 유지

② 반동을 주지 않고
일어서서 그대로
3초간 유지합니다.

가령(加齡)과 코로나 팬데믹으로 자신의 근력이 어느 정도
떨어졌는지 셀프체크해 보십시오.

로코모를 진단할 때의 간이 테스트 '로코모도(度) 테스트'는 엄밀하게는 여러 가지 있지만, 여기에서 꼭 시험해야 할 것이 **'일어서기 체크'**입니다.

여기서는 **의자에 앉은 자세에서 한 발 또는 두 발로 일어섭니다.** 가슴 앞에 팔을 교차시키고 반동을 주지 않고 한 발로 일어설 수 없다면, 하지의 근력이 쇠퇴해 있기 때문에 목욕탕에서의 섹스는 보류하는 게 좋을 것입니다. 만일 한 발 서기를 할 수 없다면 두 발 서기 상태에서 시도해 보십시오.

참고로, 앞서 언급한 대면입위를 하기 위해서는 한 발 서기가 가능한 것은 물론이고, 높이 20센티 정도의 받침대에서도 일어설 수 있는 것이 대략적 기준입니다.

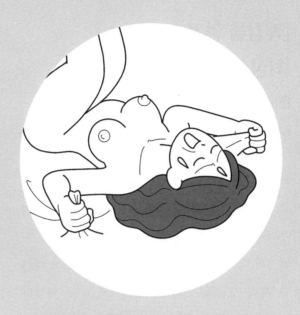

커닐링구스

그냥 막연히 여성기를 핥는 사람은 없습니까? 하지만 지나치면 그녀가 통증을 느끼게 되는 경우도.... 신경 전문의사 시점에서 올바른 방법을 조언하겠습니다.

[쾌감을 얻게 하는 '최상 커닐링구스'와 마음만 앞서는 '아쉬운 커닐링구스']

목욕 플레이로 그녀와 기분 좋게 서로 씻어주기를 하고, 그대로 고조되어 침실로 이동하여 거기서 드디어 전희에 도달합니다.

여기서 다시 검토해야 할 것이 클리토리스에 대한 자극, 특히 커닐링구스(Cunnilingus)입니다. 왜냐하면 사실 커닐링구스의 올바른 방법을 모른 채 전희를 하는 사람이 매우 많기 때문입니다.

조금 다른 얘기인데, 얼마 전 Facebook 커뮤니티 '토미나가 키요의 비밀의 방'에서 60대 남성으로부터 "선생님이 라이브에서 말한 대로 커닐링구스를 했더니 아내가 거부하지 않게 되었습니다!"라는 기쁨의 목소리를 들었습니다.

그 남성은 이제까지 아무리 아내를 유혹해도 몇 번이나 거절당했다고 합니다. 소위 섹스리스 상태였습니다. 하지만 거절당해도 굴하지 않고 유혹하는 그를 아내도 불쌍히 생각한 것인지 어느 밤 오랜만에 응해 주었다고 합니다.

그때 제가 라이브 동영상에서 해설한 방법으로 커닐링구스를 시도해 본 결과 "이제까지 본 적 없을 정도로 아내가 느꼈다!"고 감격하여 앞서 소개한 코멘트를 투고한 것입니다. 참고로, 그 남성은 커닐링구스가 효과를 발휘한 덕분인지, 오랜 기간에 걸친 섹스리스는 무사히 해소되었다고 합니다.

얘기를 커닐링구스로 되돌리겠습니다.

커닐링구스에서는 클리토리스를 자극하는 분도 많을 것입니다. 하지만 신경 전문가가 볼 때, 마음만 앞서 클리토리스를 핥거나 빨거나 혀끝으로 집요하게 자극하는 등 '불편한 커닐링구스'를 하는 사람이 얼마나 많은지.

따라서 이 책을 보고 계시는 여러분은 여성기와 신

경의 구조를 올바로 알고 난 후에 커닐링구스를 하기
바랍니다.

'뭔가 전문적인 용어가 나올 것 같다'고 생각하는
분도 있을지 모르겠습니다. 해부학적 용어는 전부 기
억하지 않아도 문제없습니다. 여기서 제가 설명하는
해부학적 지식과 몸의 구조에 관한 지식을 아주 조금
만 기억하면 파트너의 몸 구조를 이해하고 더욱 섹스
를 즐길 수 있습니다.

또한 해부학적 지식을 일단 기억해 두면 다른 플레
이에 대한 응용도 가능할 것입니다. 섹스도 급할수록
돌아가야 합니다. 천천히 해설해 갈 테니 부디 부담
없는 마음으로 읽어 주시기 바랍니다.

[사실은 온통 모르는 것들뿐? 여성기의 구조]

클리토리스(Clitoris)는 음핵이라고 부릅니다. 이곳
은 **음부신경**陰部神經**이라는 감각 신경의 일종이 가장
밀집한 장소**로, 성적 자극을 느끼기 위해서만 존재하

는 특수한 장기(臟器)입니다.

클리토리스라고 하면 작은 돌기나 버튼 같은 조직
을 연상하는 분도 많다고 생각되는데, 사실은 정답은
아닙니다. **몸의 표면에 보이는 클리토리스는 전체의
아주 아주 일부**입니다. 밖에서는 보이지 않지만, 요
도구와 질구를 둘러싸고 긴 다리처럼 두 갈래로 퍼져
있습니다.

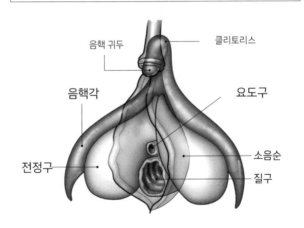

여성기의 구조

음핵 귀두   클리토리스

음핵각   요도구

전정구   소음순

질구

위의 그림을 봐 주십시오.

클리토리스의 다리 밑에는 요도구와 질구를 둘러 싸고 2개의 방이 늘어져 있습니다. 이것이 '전정구(前庭球)'라고 불리는 것입니다.

성적 자극을 가하면 클리토리스에는 혈액이 흘러 들어와서 이윽고 크게 팽창해 갑니다. 그리고 그것에 따라 클리토리스 밑에 달려있는 전정구도 팽창합니다.

'구(球)'라는 한자가 시사하듯이, 전정구는 '만지고, 누르고, 진동시키는' 자극으로 마치 풍선이 부풀 듯이 2배의 크기까지 팽창해 갑니다.

전정구는 질 점막의 안쪽에서부터 이지만, 질구를 좌우로부터 입체적으로 둘러싸듯이 압박해 갑니다. 이 전정구가 팽창한다는 것은 일반적으로는 별로 알 려지지 않았을지 모릅니다. 전정구에는 대전정선(大前庭腺, 바르톨린선, Bartholin's gland)이라는 분비선 이 있습니다. 여성이 성적으로 느끼면 젖게 되는 현상 은 이 전정구 및 대전정선과 밀접한 관계가 있습니다.

여성이 성적 흥분을 얻으면 음부 전체의 혈류가 증가하여 전정구가 커집니다. 그리고 그에 따라 클리토리스의 다리 부분도 밀려 올라갑니다.

만일 여기에 페니스를 삽입하면 어떻게 될까요? 질이 전정구와 클리토리스의 다리 부분에 밀려 좁아져 있으므로 삽입한 페니스에 대한 압박 자극도 강해져 갑니다. 그렇게 되면 페니스에도 압력이 가해져 쾌감이 일어나게 됩니다. 또한 분비선의 자극도 높아지므로 여성도 매우 젖기 쉬워져서 오르가즘을 얻기 쉬워지는 것입니다.

오르가즘을 얻으면 여성의 뇌 속에서는 쾌감에 의해 β엔돌핀과 도파민 등 뇌내 전달물질이 분비됩니다. 이윽고 그것이 방아쇠가 되어 행복 호르몬인 옥시토신도 분비되어 상대에 대하여 애정과 애착을 느끼게 된다고 합니다.

그 결과 어떻게 될까요? 여성은 오르가즘에 의해 신체적인 쾌감을 얻고, 뇌 속에서는 그에 대한 애착과 애정이 서서히 증가해가고, 나아가 남성도 기분 좋아지는... 그야말로 모두에게 좋은 상태입니다. 즉, 섹스의 만족도가 훌쩍 높아지는 것입니다.

['혀끝만'의 남성은 이제 졸업... 클리토리스는 점(點)이 아니라 면(面)으로 공략한다!]

커닐링구스로 클리토리스를 잘 자극하면 서로의 섹스 만족도가 높아집니다.

하지만, 클리토리스는 매우 섬세한 부위이기 때문에 과도한 압력으로 자극을 하면 아프기만 할 뿐입니다. 남성 중에 '커닐링구스는 그냥 그곳을 혀로 핥아서 자극하면 되는 거잖아'라고 생각하여 무턱대고 혀끝을 움직이는 사람도 있을지 모릅니다. 하지만 아주 요란스럽게 혀끝을 빠르게 움직여서 핥거나, 침소리가 크게 나도록 클리토리스를 빨아대는 커닐링구스로는 여성이 쾌감을 얻기는커녕 통증을 느끼는 경우도 있습니다.

여기서 포인트가 되는 것은 혀끝이 아니라 **혀의 한 가운데를 사용**하는 것입니다. '**클리토리스는 점(点)이 아니라, 면(面)으로 공략하라**'는 것입니다.

클리토리스를 집중적으로 자극할 때에는 **혀의 한 가운데 부위를 클리토리스에 갖다 대고 혀의 온도를 서서히 전달**하는 것을 상상해 보십시오. 혀의 한가운데로 그 온기와 촉촉함을 느끼게 하는 것입니다.

그때 남성이 움직일 필요는 없습니다. 여성은 남성이 혀를 갖다 대는 감각만으로도 쾌감을 얻어 이윽고 그녀의 허리가 자연히 움직이게 될 것입니다.

그러면 된 것입니다. 그다음은 그녀의 허리 움직임에 맞춰 머리를 움직이기만 하면 됩니다. 표적의 중심에서 벗어나지 않도록 혀를 갖다 댄 채, 목과 어깨를 그녀의 움직임에 맞추어 움직이는, 단지 그것만으로 되는 것입니다.

힘차게 빨거나 혀를 고속으로 움직이는 커닐링구스보다 간단하고, 더구나 그녀가 깊게 느끼게 되는 - 이것을 시도해 보지 않을 이유는 없지 않습니까.

면으로 공략하는 커닐링구스

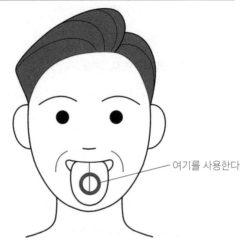

여기를 사용한다

힘을 뺀 부드러운 혀를 '면'으로 클리토리스에 갖다 댄다.

잘못된 커닐링구스

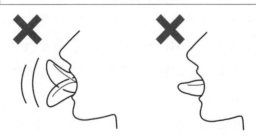

혀끝을 뾰족하게 하거나 핥는 속도를 바꾸어 자극하는 것은 NG.

[클리토리스를
밑에서부터 핥을까?
위에서부터 핥을까?]

커닐링구스의 베리에이션을 원하는 분은 '**클리토리스를 핥는 방향**'에도 신경을 써주기 바랍니다. 여기서 다음 페이지의 여성기(女性器) 해부도를 봐 주십시오.

여성기 일대를 지배하는 신경은 '**음부신경(陰部神經)**'이라 불리는 것입니다. 이 음부신경은 엉덩이 쪽에서 배꼽 쪽으로 뻗어 있으며, 좌우 골반에서 다시 3개로 나뉘어 갑니다.

이 3개로 나뉜 신경 중 클리토리스를 향해 가는 것이 음핵배신경(陰核背神經), 한가운데 질을 향하는 것이 회음신경(會陰神經), 그리고 항문을 향하는 것이 하직장신경(下直腸神經)입니다.

그렇다면, 이 감각신경은 어떻게 자극해 주면 쾌감으로 이어질까요?

3개로 나눠진 음부신경

※위가 배꼽 쪽, 아래가 엉덩이 쪽

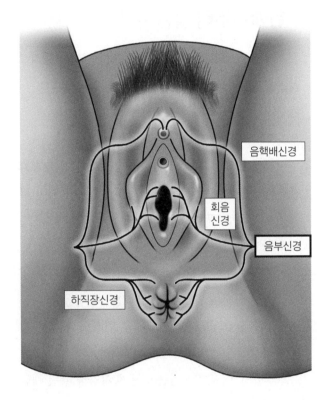

음핵배신경

회음
신경

음부신경

하직장신경

여기서 실험입니다. 자신의 팔을 쓰다듬어 보십시오. 비록 같은 힘으로 쓰다듬어도 목에서 손 방향으로 쓰다듬었을 때와 손에서 목을 향해 쓰다듬었을 때는 왠지 다른 감각이 느껴지지 않습니까?

팔의 감각신경은 뇌에서 출발하여 목, 그리고 손을 향해 뻗어 있습니다. 이 목에서 손가락 끝을 향하는 흐름을 '순행성', 반대로 손가락 끝에서 목을 향해 가는 것은 '역행성'이라고 부릅니다. 역행성보다 순행성으로 쓰다듬는 것이 '뭔가 차분해진다'고 느끼게 될 것입니다.

팔의 경우 잠시 순행성으로 쓰다듬다가 갑작스런 타이밍에 역방향으로 쓰다듬으면 자극의 액센트가 될지도 모릅니다. 하지만, 이것이 클리토리스를 핥을 때, 즉 커닐링구스를 할 때라면 어떨까요?

앞서 언급하였듯이 클리토리스는 음부신경 끝에 있는 음핵배신경에 이어져 있으며, 밀집한 신경이 몸 표면으로 나와 있는 장기입니다. 매우 민감한 장소인 클리토리스는 **신경에 거슬러 자극하는 것보다도 신**

경이 뻗어 있는 방향, 즉 '순행성'으로 자극을 가하는 것이 최적이라고 할 수 있습니다.

여기서 다시 90쪽의 여성기 해부도를 봅시다. 감각 신경의 방향에 주목해 보십시오. 감각신경은 여성의 엉덩이에서 배꼽을 향해 뻗어 있는 것을 알 수 있습니다.

순행성 자극이 적합한 클리토리스는 '신경이 뻗어 있는 방향 = 질 쪽에서 배꼽 쪽으로 = 밑에서 위로' 핥아 주십시오. 그리고 무엇보다 커닐링구스에서는 부드럽게 핥는다는 것에 유념해 주기 바랍니다.

[60대부터 로션 이용하는 법]

여러분은 평소 로션(윤활제)을 사용하고 있습니까?
'토미나가 키요의 비밀의 방' 회원에게 로션에 대한 질문을 한 결과, 많은 응답을 받았습니다. "거의 사용한 적이 없다"는 사람과 "예전에 풍속(風俗, 성적 서비스를 제공하는 곳)에 갔을 때 페니스에 발라준 경험은 있지만, 아내와의 섹스에서 사용한 적은 없다" 라는 분도 많이 계셨습니다. 특히 여성의 경우 "상대에게 맡기고 있다"는 의견도 다수 볼 수 있었습니다.

얼마 전, 20대 지인 여성과 얘기하다가 "저, 체질적으로 잘 젖지 않아요. 최근에는 남자친구에게 들키지 않도록 섹스 직전에 몰래 질 속에 삽입하는 로션을 사용하고 있어요"라는 고민을 들었습니다.

아무리 젊어도 잘 젖지 않는다는 고민을 가진 사람은 그녀뿐만이 아닙니다. 현대는 스트레스 사회, 젊은 여성도 잘 젖지 않게 된 배경도 있습니다.

'JAPAN SEX SURVEY 2020' 조사(※3)에서는 **일본인 20대 여성의 약 75%는 섹스에서 통증을 느끼고 있다**는 데이터도 있습니다.

이 '젖는다/젖지 않는다'를 좌우하는 것은 여성호르몬 에스트로겐입니다. 여성의 경우, 성주기(性週

期)에 따라 잘 젖는 시기와 잘 젖지 않는 시기가 있습니다. 일반적으로 에스트로겐이 분비되는 배란 전 시기는 성욕도 높아지고 질도 잘 젖게 되지만, 배란이 끝난 후에는 급격히 에스트로겐이 감소하기 때문에 잘 젖지 않게 되고, 섹스가 내키지 않는다고 호소하는 분도 있습니다.

또 한 임신 중에는 에스트로겐을 비롯한 여성호르몬이 증가하지만, 출산 후에는 그러한 호르몬이 급격히 감소하기 때문에 아이를 낳고 얼마 동안은 어떤 여성이라도 전보다 잘 젖지 않는 상태가 됩니다.

또 하나, 여성이 잘 젖지 않게 되는 요인으로 **가령 (加齡)**을 들 수 있습니다. 갱년기에 접어들면 에스트로겐 분비량이 단숨에 감소하기 때문에 '전에는 젖었는데 어느 틈엔가 잘 젖지 않는 몸이 되었다'는 고민을 안게 되는 것입니다. 질의 건조, 얼얼한 통증, 섹스에 대해 마음이 내키지 않는 불안감, '이제 여자로서 끝난 것인가...' 같은 체념... 이러한 다양한 요인으로 인해 섹스를 진심으로 즐길 수 없는 여성이 증가해 갑니다.

제 클리닉의 성교통(性交痛) 외래에 내원하는 중노년 여성도 "젊을 때는 젖지 않는다는 걸 믿을 수 없었는데, 지금은 닿는 것만으로도 아파서 견딜 수 없다"는 절실한 고민을 가진 분이 많이 계십니다.

물론 젖지 않는 원인의 전부가 여성호르몬에 기인하는 것은 아니며, 남성 쪽에 문제가 있는 경우도 볼 수 있습니다. 특히 젊을 때는 포르노의 섹스를 그대로 믿어 격렬한 섹스를 해야 여성도 느낀다고 착각하는 케이스도 많다고 합니다. 그 때문에 애무에 너무 힘이 들어가서 여성이 통증을 느끼는 섹스가 되는 '피해 보고'도 많이 받고 있습니다.

그야말로 성숙한 어른인 독자 여러분에게는 그런 경우가 없다고 생각하지만, 성교통을 완화하고 쾌감을 추구하기 위해서도 도입해야 할 것이 **로션(윤활제)**입니다.

[중노년이라면 권장량의 3배를 듬뿍 사용한다]

이미 로션을 일상적으로 사용하는 분도 계실지 모르지만, 평소 어느 정도의 양을 사용하고 있나요? 조금 짜내는 정도인가요? 일반적으로 1회 섹스에 필요한 양은 '체리 3개분'이라고 권장하고 있습니다.

하지만 갱년기 이후에 잘 젖지 않게 된 여성이나, 성교통(性交痛)을 느끼고 있는 여성은 그 양으로는 전혀 충분하지 않습니다. **중노년이 되면 적어도 권장량의 2배, 때로는 3배(체리 9개분)를 사용해도 좋을 것**입니다.

로션을 바르는 타이밍은 **행위가 시작된 직후**, 애무 단계부터 사용하는 것이 포인트입니다. 삽입하기 직전이나 행위 중에도 몇 번인가 로션을 보충해도 좋을 것입니다.

여기서 토미나가 페인 클리닉의 성교통(性交痛) 외래가 권장하는 '성교통을 완화하는 로션 사용법'을 소개합니다(100쪽 참조).

　여성도 성주기(性週期)를 파악하고 있어도 실제 그날이 되어 보지 않으면 자신의 컨디션을 확실히 알 수 없는 경우가 있습니다. 설사 잘 젖는다는 배란 시기에도 '어? 오늘은 생각보다 젖지 않네'와 같은 경우도 자주 있습니다. 젖어 있든, 젖어 있지 않든 로션을 듬뿍 사용하면 그런 불안으로부터도 해방될 수 있습니다.

　이제 막 젖기 시작한 상황에서 삽입되면 여성은 통증을 느끼기 쉬우므로 삽입은 확실히 젖은 단계에서 합시다. 특히 성급한 분은 주의가 필요합니다.

토미나가식 로션 사용법

1 파트너가 로션을 입에 머금고(체리 3개분)
입으로 질 속에 넣는다.

. . . .

2 로션을 외음부에 바르고(체리 3개분)
부드럽게 삽입한다.

. . . .

3 ③ 얇아진 피부를 보호하기 위하여 삽입된 결
합부에 위에서부터 로션을 추가해 간다(체리 3
개분).※

'페니스 3분의 1 법칙'(142쪽 참조)에 따라 1/3씩 삽입할 때
마다 로션을 결합부에 떨어뜨린다. 이것으로 삽입 시간이
저절로 길어져서 여성도 감질나는 감각이 된다.

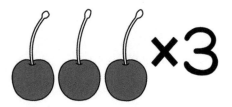

남성 중에는 '상대가 젖지 않는 건 자신의 테크닉이 나쁘기 때문이지 않나...'라고 생각해 자존심에 상처받는 분도 더러 있는 것 같습니다. 하지만 그것은 당신의 테크닉 문제뿐만은 아닙니다.

입으로 말하지 않을 뿐, 잘 젖지 않는 것을 몰래 고민하는 여성이 많이 있습니다. 앞서 언급한 바와 같이 여성의 경우에는 성주기(性週期)와 임신·출산, 몸 상태에 따라 잘 젖지 않는 날이 있습니다. 또한 가령(加齡)에 의한 여성호르몬 저하의 영향도 큽니다. 이러한 호르몬의 변화를 알고 나서 로션을 적극적으로 사용해 보는 것은 그야말로 중노년 성생활의 기본이라고 할 수 있을 것입니다.

로션을 사용할 때는 "사용해 보고 싶은데", "사용해도 좋을까?" 등 파트너와 커뮤니케이션을 취하는 것도 중요합니다. Facebook 커뮤니티 '토미나가 키요의 비밀의 방' 회원 중에는 "파트너의 반응에 따라 사용한다"고 밝힌 상급자도 있었습니다. 상대의 반응을 보면서 섹스할 수 있다는 건 매우 훌륭합니다.

이것은 여담이지만, 저는 일의 성격상 많은 종류를 로션을 구입해서 맛과 점도(粘度)를 체크하고 있습니다. 언젠가 딸기잼 맛이 나는 로션을 구입해서 맛을 본 결과, 너무나 그 맛과 냄새가 실물과 똑같았기 때문에 한동안 아침 식사 토스트에 잼을 바르는 것을 주저하게 된 적도 있습니다.

여러분이 평소 사용한다면 왕도(王道)인 무미무취 로션도 좋을 것이며, 거꾸로 커닐링구스를 할 때 '성기의 냄새가 싫다'는 사람은 딸기잼 같은 진한 향기가 있는 로션을 시험하는 것도 좋을 것입니다. 파트너와 여러 타입의 로션을 시험해 보는 것도 즐겁겠지요.

초심자도 사용하기 쉬운 로션(윤활제)

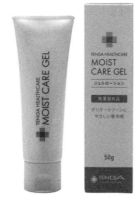

TENGA
헬스케어
모이스트케어젤 윤활젤리

보통 로션은 화장품으로 분류되는데, 이 로션은 의약부외품. '글리시리진산2K'가 함유되어 염증을 억제하는 효과도 있으므로 중노년에게 권장합니다. Amazon 등 인터넷 통신판매에서도 살 수 있습니다.

※사용할 때는 잘못해서 삼키지 않도록 주의하십시오.

로션도 과거에는 '프로'가 사용하는 굿즈였지만, 지금은 일반적인 드럭스토어나 인터넷 통신판매에서도 살 수 있습니다. 처음 사용하는 분은 'TENGA 헬스케어 모이스트케어젤 윤활젤리'도 권장합니다.

부디 파트너와 상담하면서 골라 보십시오.

[귀를 공략하여
직접 뇌를 자극한다]

커널링구스와 키스 등으로 파트너의 몸을 애무할 때, 말없이 묵묵히 하지 않나요?

여기서 제가 권장하는 것이 남성도 약간 '하, 하'하고 **숨소리를 내보라**는 것입니다. 포인트는 어디까지나 숨이니까, '흥! 흥!'하고 콧김을 거칠게 내쉬지는 맙시다(웃음). 자신이 흥분하고 있다는 것을 가벼운 숨결로 상대에게 전달하는 것입니다.

여기서 상대인 여성이 자극받는 것은 '청각'입니다. 소리 정보는 내이(內耳)의 달팽이관이라는 장소에서 전기신호로 변환되어 청신경(聽神經)을 타고 대뇌의 청각피질(聽覺皮質)에 도착합니다. 즉 그녀의 귀에서 들어오는 당신의 '하 하'라는 조금 거친 **숨결은 청신경을 거쳐 직접 뇌에 도착**하는 것입니다.

특히 여성은 '귀 공략'에 약하다고 합니다. 이것은

결코 귀에 숨을 후~ 하고 불어넣는 과장된 행위가 아닙니다. **여성은 귀에서 들어온 정보로 '자신은 사랑받고 있다'고 실감할 수 있는데, 이것이 쾌감을 좌우합니다.**

숨결 이외에도 "오늘도 예쁘네"라든가 "귀여워"라는 말이나 "사랑해", "진짜 좋아해"라는 사랑의 속삭임이 여성의 성적 쾌락을 좌우한다고 합니다.

쇼와(昭和, 1926년 12월 25일 ~ 1989년 1월 7일)시대에 태어난 남성 중에는 "그런 달콤한 말, 창피해서 할 수 없어"라는 분도 있을 것입니다. 그런 분은 우선 **"기분 좋아"**라고 상대에게 얘기해 보면 어떨까요? 이거라면 조금 허들은 낮아지지 않을까요?

· **귀여워**
· **예쁘네**
· **기분 좋아**
· **사랑해**
· **진짜 좋아해**

모두 간단한 말들뿐입니다.

귀에서 들어오는 말은 청신경을 거쳐 직접 뇌에 도착합니다. 이것을 이용함으로써 여성의 흥분을 단숨에 높일 수 있습니다. 더 이상 부끄러워하고 있을 여유가 없습니다. 짧아도 좋으므로 효과적인 말을 하는 것이 두 사람의 애정을 깊게 하는 '사랑의 말'이 되는 것입니다.

그래도 여전히 '사랑의 말'을 하는 것이 어렵다는 사람도 포기하지 않아도 됩니다. 그런 사람은 '이때다' 싶을 때 **지긋이 서로를 응시하십시오.**

이야기가 갑자기 바뀌는데, 최근에는 애완동물 붐이라고 합니다. 특히 코로나 팬데믹 동안에는 외출 자제로 집에 있는 시간이 늘어나서 애완동물을 기르는 사람이 증가한 것 같습니다. 강아지가 동그란 눈동자로 가만히 나를 응시하면 다소의 스트레스도 날아갑니다. 개와의 눈 맞춤으로 우리 뇌에서 옥시토신이라는 행복 호르몬이 분비된다는 것은 아자부(麻布)대학의 연구논문(※4)에서도 보고되었습니다.

즉 눈 맞춤이 행복감과 애정, 애착을 가져다준다는 것입니다. 물론 개와 인간은 다르지만 '이때다' 싶을 때 혹은 아무리 해도 애정 표현을 말로 전달하지 못하는 사람은 **지긋이 서로를 응시하는 것만으로도 플레이로서는 상당히 유효**하므로 알아둬서 나쁘지는 않을 것입니다.

[성적 쾌감 = 오르가즘은 뇌에서 일어난다]

"오르가즘은 뇌에서 일어나는 것이지 다리 사이에서 일어나는 것이 아니다.". 이것은 오르가즘을 정의한 신경과학자 데이비드 J. 린든 씨의 말입니다. 확실히 오르가즘을 유발하는 것은 클리토리스와 귀두 등 하반신을 중심으로 하는 감각신경 자극입니다. 소위 성감대라고 불리는 부위입니다.

하지만 "좋아하는 사람이라면 손을 잡는 것만으로 느끼게 된다", "매너리즘에 빠진 연인으로부터 아무리 클리토리스를 열심히 애무받아도 기분이 좋아지지 않는다". 이런 말을 하는 여성도 적지 않습니다.

'기분이 좋다 / 기분이 좋지 않다', '아프다' 등의 판단을 내리는 것은 어디까지나 뇌입니다. 아무리 테크니션이라고 해도 뇌가 '쾌감'이라고 판단하지 않으면 그것은 오르가즘으로 이어지지 않는 것입니다.

그렇다면, 어떻게 하면 그녀의 뇌가 '기분 좋다'고 생각할 수 있을까요? 여기서 제가 권장하는 것이 **뇌에 직접 효과를 주는 부위에 자극을 주는 것, 구체적으로는 시각·후각·미각·청각·촉각, 소위 '오감'에 접근하는 것**입니다.

조금 전문적인 얘기가 되는데, 여기서 **뇌신경**과 **척수신경(脊髓神經)**에대해 설명하겠습니다.

뇌에서 직접 나오는 신경을 '뇌신경'이라고 합니다. 뇌신경은 뇌에서 나와 있는 좌우 12쌍의 신경으로, 두개골(頭蓋骨)의 개구부(開口部)를 통과하여 머리, 목, 체간의 각 부위로 뻗어 있습니다(그림 참조).

그리고 **척수에서 나오는 신경을 '척수신경'**이라고 합니다. 클리토리스와 페니스 등 성감대 자극은 음부신경을 통하여 척수에 전달됩니다. 그 후 척수에서 뇌의 성중추(性中樞)에 전달되어 뇌의 쾌감회로가 흥분함으로써 오르가즘에 이르게 되는 것입니다.

이것만으로는 연상하기 힘들기 때문에 구체적인 예를 들겠습니다. 예전에 사귀던 여성이 뿌리던 향수 냄새를 맡으면 젊은 시절의 달콤새콤한 기억과 추억이 깨어난다... 는 경험이 있는 분도 있을 것입니다.

이것도 향수의 냄새 정보가 뇌신경의 하나인 '후신경'을 거쳐 뇌의 대뇌변연계(大腦辺緣系)라는 부위에 직접 전달되기 때문입니다. 향수의 냄새가 뇌에 직접 작용하고 있는 것입니다.

상대의 뇌에 직접 작용하기 위해서는 내장(內臟)에 접근하는 것도 효과적입니다. 여기서 열쇠가 되는 것이 뇌신경의 하나인 미주신경(迷走神經)입니다. 미주신경은 뇌에서 나와 체내에서 다수 갈라져 위, 소장, 대장과 심장, 혈관 등 내장기관에 퍼져 있는 신경입니다.

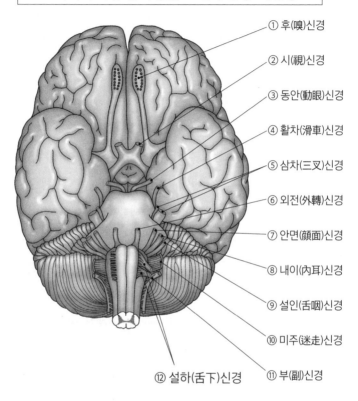

뇌에서 직접 뻗어 있는 12개의 신경 '뇌신경'

① 후(嗅)신경

② 시(視)신경

③ 동안(動眼)신경

④ 활차(滑車)신경

⑤ 삼차(三叉)신경

⑥ 외전(外轉)신경

⑦ 안면(顔面)신경

⑧ 내이(內耳)신경

⑨ 설인(舌咽)신경

⑩ 미주(迷走)신경

⑪ 부(副)신경

⑫ 설하(舌下)신경

저는 자주 "여성의 위(胃)를 잡아라!"고 말하는데, 이것은 데이트에서 식사를 하고 배가 가득 차면 **위(胃)가 확장하여 미주신경이 자극되고 뇌의 쾌락중추를 자극**하기 때문입니다.

이때의 메뉴 선택 포인트는 맛있는 것을 소량이 아니라, 위(胃)가 채워지는 것을 고르는 것입니다.

평소 다이어트를 하는 여성을 곱빼기 라면 먹으러 데려가서 미주신경에 접근하는 것도 뇌신경의 관점에서는 효과적이라고 할 수 있을 것입니다. 하지만 비아그라나 레비트라, 시알리스 등 ED 치료약을 먹고 있는 분은 식사하는 타이밍과 양에 주의가 필요하므로 243쪽도 함께 읽어 주십시오.

사랑의 말을 속삭인다, 좋은 향수를 뿌린다, 배불리 저녁을 먹는다... 모두 연애 접근방법의 왕도(王道)인데, 사실은 뇌 자극과 밀접하게 관계되어 있으며, 섹스에서의 오르가즘과 이어져 있는 것입니다.

[그녀의 발가락,
핥은 적 있습니까?]

여기까지는 뇌에 직접 전달되는 뇌신경의 이야기를 했는데, 척수를 통과하는 감각도 잊어서는 안 됩니다.

따라서 제가 권장하는 것이 **발가락을 핥는 것**입니다. '드디어 토미나가 선생님, 머리가 이상해진 것 아닌가?' 이렇게 생각하시는 분도 있을지 모릅니다. 하지만 이것은 이제까지 2만 명의 임상마취 실적을 가진 '신경 전문가'로서 진지하게 말씀드리는 테크닉입니다.

손과 발 등 몸의 다양한 장소의 감각은 감각신경에 의해 뇌로 보내지는데, 그 신호는 등뼈의 내부를 통과하는 '척수'에 의해 중계됩니다. 이 신호를 전달하는 것이 척수신경입니다. 척수신경은 등뼈에서 31개로 나뉘어서 나오며 몸 전체에 퍼져 있습니다.

발가락을 핥는 것은 음부를 공략하는 것이 된다

발가락과 둔부는 요수(腰髓)·선수(仙髓)에서 신경이 뻗어 있다. 그렇기 때문에 여성의 다리를 어깨까지 들어 올린 굴곡 위에서 발가락을 핥는 것은 효과적인 공략법이라고 할 수 있다.

발가락 엄지는 허리와 신경이 이어져 있다. 춘화(春畵)에서도 여성이 성적으로 흥분하고 있는 것은 엄지발가락을 젖히고 있는 모습으로 표현되고 있다.

그리고 이 척수신경이 피부 위의 어느 부분을 지배하고 있는지를 그림으로 표현한 것이 '더마톰(dermatome)'입니다.

더마(derma)란 피부과의 영어 이름인 dermatology(더마톨로지)'의 약어입니다. 의료 현장에서는 통증이나 저림이 생기고 있는 부위로 어느 척수신경에 장애가 있는지 알아내기 위해 이용됩니다.

더마톰 그림에서 새끼발가락을 보십시오.

엉덩이와 새끼발가락은 같은 'S1 영역'이라는 것을 알 수 있습니다. S1 영역은 제5요추와 선골(仙骨) 사이에서 나오는 신경으로, 회음부와 음부의 신경 지배와 중복되어 있습니다. 즉 **새끼발가락을 핥아 주면 신경 지배 영역에서는 음부와 같은 영역을 공략하는 것**이 됩니다.

구체적인 방법은 정상위에서 여성의 다리를 남성의 어깨까지 들어 올린 '굴곡위'가 되었을 때, 새끼발가락을 핥는 것도 효과적입니다. 또 한 새끼발가락뿐 아니라 엄지발가락을 지나가는 신경은 'L5 영역'으로, 요추와 연결되어 있습니다.

> 척수신경이 지배하는 피부 감각 영역도 '더마톰'

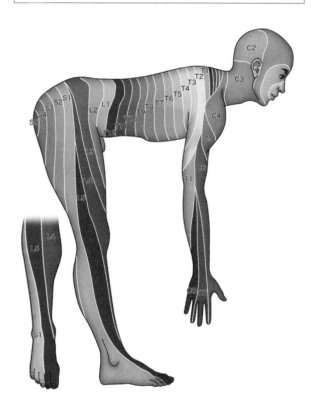

더마톰이란 각각의 척수신경이 피부 위 어디를 지배하고 있는지를 표현한 것. 더마톰 그림을 보면 새끼발가락과 엉덩이가 같은 'S1' 영역이라는 것을 알 수 있다.

115

그렇기 때문에 엄지발가락을 핥는 것도 좋습니다. 참고로 춘화(春畵)에서도 여성이 성적 절정에 달하는 모습을 엄지발가락이 젖혀지고 다른 발가락이 한껏 오므라져 있는 것으로 표현하기도 합니다. 발가락을 핥는 것은 단순한 성벽(性癖)이 아니라 신경해부학적 으로도 일리가 있는 것입니다.

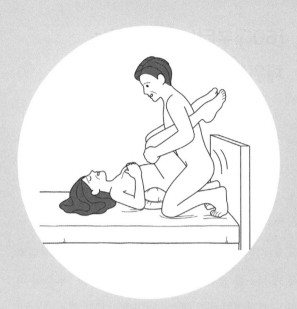

중노년을 위한 침대 테크닉 ③

몸에 무리 없는 체위

무릎과 어깨, 허리의 통증이 만성화되는 중노년들도 체위에 대해 연구하면 좀 더 섹스를 즐길 수 있습니다. 모두 오늘 밤부터 시험해 볼 수 있는 것이므로 체위를 업데이트해 보십시오.

[60대부터는 할 수 있는 체위도 바뀐다]

중노년이 되면 "무릎이 아프다", "어깨가 결린다"는 것이 인사처럼 하는 말입니다. 특별히 무엇을 한 것도 아닌데, 평소 생활에서도 허리와 무릎, 어깨의 통증을 느끼는 분은 많은 법입니다.

진료 현장에서도 "요부척주관협착증(腰部脊柱管狹窄症)이라고 진단받은 다음부터는 통증을 견디지 못해 섹스를 끝까지 할 수 없다"는 남성과 "무릎이 아파서 정상위가 마음대로 되지 않는다"고 호소하는 여성도 있습니다.

젊은 시절에는 아무것도 생각하지 않고 즐길 수 있었던 섹스 체위도 이제 서서히 몸에 부담을 느끼게 되는 것도 자연스러운 노화 현상입니다. 가령(加齡)에 의한 노화는 누구도 벗어날 수 없습니다. 하지만 그래서 섹스를 포기하는 것은 매우 아깝습니다! **허리와 무릎, 어깨 통증이 있어도 체위의 연구 여하에 따라 아직 섹스를 즐길 수 있습니다.**

또 50대가 되면 "그동안 섹스리스로 지냈지만, 자녀들의 양육도 끝났으므로 이제 섹스를 즐기고 싶다'는 분도 있습니다. 최근에는 SNS의 발달로 만남의 장도 늘고 있습니다. "이혼 후 새로운 파트너가 생겼으므로 섹스를 다시 즐기고 싶다"고 말해도 전혀 이상하지 않습니다. 시간과 생활에 여유가 생긴 50대, 60대이기 때문에 오히려 오랜만에 섹스를 할 기회가 늘고 있는 것입니다.

여기서부터는 통증과 고민에 대응한 '새로운 섹스 체위'를 살펴보겠습니다. 모두 약간의 개선으로 가능한 체위이므로 부디 오늘 밤부터 참고해 보기 바랍니다.

[정통적인 정상위는 개선되어야]

앞서 언급하였듯이 여성은 갱년기 이후 가령(加齡)에 동반한 호르몬 변화에 의해 질이 잘 젖지 않게 되어 성교통(性交痛)을 느끼는 경우도 적지 않습니다. 하지만 호르몬 이외의 요인으로도 섹스 시의 위화감과 변화가 일어나고 있습니다. 그것은 **고관절과 무릎의 통증**입니다.

"다리를 벌릴 수 있는 범위가 좁아졌다", "무릎을 굽히기 힘들어졌다" 등 고관절과 무릎의 위화감과 통증을 호소하는 여성은 많습니다. 본인은 통증을 느끼고 있어도 남이 보면 알기 어렵기 때문에 제대로 커뮤니케이션하지 않으면 상대로부터는 '왠지 요즘 비협조적이네'라고 생각되는 경우도 있습니다.

우선은 고관절의 변화에 대해 이야기하겠습니다.

일본 여성의 변형성 고관절증 유병률은 2%~7.5% 입니다. **13명에 1명이 고관절에 고민을 갖고 있다**는 것이 됩니다. 변형성 고관절증은 여성의 발증이 압도적으로 많은데, 일본에서는 여성의 발증률이 남성의 2배 많다고 합니다. 발증 연령은 37세~50세 정도가 가장 많아서 마침 갱년기에 접어들 무렵에 고관절 통증을 느끼기 시작하는 것이 됩니다.

변형성 고관절증이 있으면 통증과 위화감은 고관절만으로 끝나지 않는다는 슬픈 현실이 있습니다. 고관절 통증이 있으면 그것을 견디기 위해 통증이 있는 다리의 반대편 무릎 관절로 체중을 지탱하게 되어 그 결과, 무릎을 다치기 쉬워집니다. 걸을 때도 부담이 걸리는데, 일설에는 다리 관절에 대한 부하가 6배나 된다고도 합니다.

즉, **'고관절이 안 좋으면 무릎도 안 좋다'**는 상황이 일어나게 됩니다. 고관절이 안 좋으면 다리 벌리기 힘들어지게 되거나 정상위에서 남성이 위에 올라가면 통증이 생기기 쉬워지고 다리를 굽히고 펴는 것이 힘들어져 하반신 전체의 기능 장애를 초래하기 쉬워집니다.

이것은 결코 드문 증상이 아니라, 여성에게는 상당한 빈도로 일어나고 있다는 것도 기억해 둡시다.

무릎 관절은 어떨까요? 다음 페이지의 그래프는 변형성 무릎관절증 유병률을 보여주는 데이터입니다(※5). 여기서도 여성의 유병률이 남성에 비해 높다는 것을 알 수 있습니다.

하지만 자신의 통증을 상대에게 말하지 못하는 사람이 많은 것도 현실입니다. 만일 "무릎 관절이 아파서 섹스가 힘들다" 같은 말을 하면 상대가 식어버리지 않을까 생각한 나머지, 어쩔 수 없이 참는 사람이 얼마나 많은지... 이것도 일본인 여성의 특징일지 모릅니다.

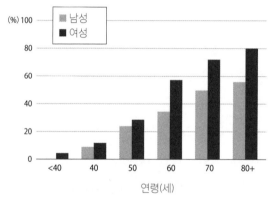

변형성 무릎관절증 유병률

Yoshimura N, et al. Journal of bone and mineral metabolism I21(5), 620-628, 2009에서 인용

남성이 이러한 데이터를 파악하여 '혹시 자신의 파트너도 무릎과 고관절 통증으로 남몰래 괴로워하고 있지 않을까'라고 파트너의 마음을 이해할 수 있다면

쿠션을 이용한 정상위

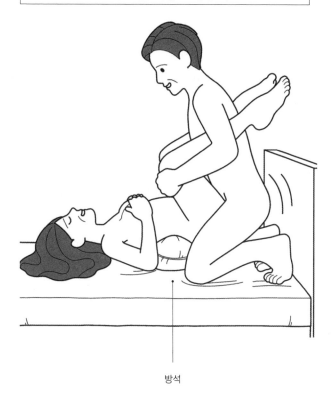

방석

여성의 엉덩이 밑에 방석을 넣어 골반의 높이와 각도를 조정하면 침대에 손을 짚을 필요가 없어 허리에 부담 없는 정상위가 된다.

충실한 성생활로 이어질 것이 틀림없습니다.

구체적인 섹스 체위에서는 남성이 올라가는 정상위(正常位)는 고관절에도 부담이 크고 가슴도 압박되어 괴로워집니다. 또 다리를 높이 들고 무릎을 굽히는 '굴곡위(屈曲位)'도 파트너가 무릎이나 고관절통증이 있는 경우에는 피합시다.

권장하는 것은 **방석을 이용하는 정상위**입니다. **여성의 허리에서 엉덩이 밑에 방석을 깔면 허리의 위치와 각도를 조정**할 수 있어 부담도 경감될 것입니다. 정상위를 할 때는 우선 파트너의 고관절과 무릎 상태에도 배려하십시오.

[정상위에서는 침대의 '그것'을 이용한다

정상위는 섹스의 왕도(王道) 체위라고 생각하는 경향이 있지만, 사실은 남성에게도 가령(加齡)과 함께 어려워지는 체위 중 하나입니다. 특히 침대에 무릎을 댄 상태에서의 피스톤 운동을 하는 것이 매년 힘들어지는 사람도 많을 것입니다.

보통 정상위에서 허리를 움직일 때는 무릎을 받침점으로 하여 허리를 흔듭니다.

하지만 가령(加齡)에 동반하여 다리와 허리 및 허벅지의 근력이 약해지면 허리를 흔드는 데 필요한 힘을 지탱하지 못하게 됩니다. 피스톤 운동을 하고 있을 때, 걸핏하면 허리 움직임이 안정되지 않는 감각을 느끼는 사람도 있을 것입니다.

해결책은 침대의 머리판(머리를 향하는 위치에 있는 판)에 있습니다. 이 머리판을 지지대로 삼아 다리를 떡하고 버티는 것입니다.

비유하자면, 육상경기에서 단거리 주자가 '준비~

땅!'할 때 크라우칭 스타트 자세를 취하고 있는 이미지입니다. 이때 주자는 다리가 미끄러지지 않도록 짧은 플레이트에 발을 딛고 있습니다.

육상경기에서 사용되는 발판의 정식 명칭은 '스타팅 블록'이라고 불린다고 하는데, 침대의 머리 부분에 있는 머리판을 스타팅 블록 대신으로 이용하여 피스톤 운동을 돕는다는 원리입니다.

머리판을 이용하면 자신의 발밑이 베개 위치가 되고, 여성의 머리 방향도 저절로 평소 잘 때와는 반대가 됩니다. 처음에는 위화감이 있을지 모르지만, 여기서는 고정관념을 떨쳐내 봅시다. 자신의 시선 방향이 평소와 달라져 눈으로도 새로운 자극을 얻을 수 있다면, 그 신선함이 매너리즘 방지로도 이어질 것입니다. 부디 시험해 보십시오.

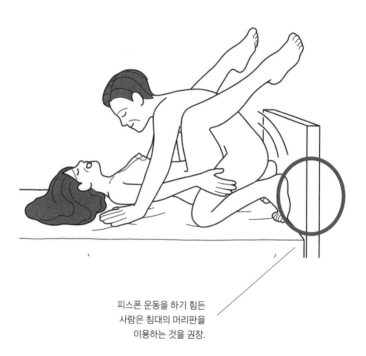

피스폰 운동을 하기 힘든
사람은 침대의 머리판을
이용하는 것을 권장.

[중노년 이후 기승위, 그 함정]

가령(加齡)과 함께 증가하는 것이 허리 통증입니다. 요통도 다양한 종류가 있는데, 특히 중노년에게많은 것이 요부척주관협착증. 등뼈가 가령(加齡) 등으로 변형되어 신경을 압박하기 때문에 요통이나 좌골신경통, 다리 저림의 원인이 되는 질병입니다. 그때문에 통증과 저림으로 섹스할 상황이 못됩니다.

요통을 앓는 남성에게 부담이 적은 체위는 '기승위(騎乘位)'입니다. 누운 상태에서 여성이 위로 올라가주므로 편한 체위라고 생각하는 분도 있을 것입니다.

하지만 자신에게 편한 체위는 뒤집어 말하면, 상대에게 부담을 주고 있다는 것. 이 사실을 외면해서는안 됩니다. "요통이 있는 남편이 기승위만 하자고 해서 섹스가 고통"이라고 호소하는 여성도 있습니다.

앞서 언급한 바와 같이 여성은 변형성 슬관절증이나 변형성 고관절증이 있는 사람의 비율이 남성보다도 높습니다.

특히 고관절 통증을 앓고 있는 사람이 해서는 안 되는 자세 중 하나로 무릎을 굽히고 웅크리는 자세, 쉽게 말해 '쪼그려 앉기'를 들 수 있습니다. 이 쪼그려 앉기는 섹스로 말하면 여성이 M자로 다리를 벌리고 남성에게 걸터앉아 상하로 움직이는 기승위에 해당합니다. 말뚝박기 기승위라고도 합니다.

파트너가 고관절이나 무릎 통증을 호소하고 있는 사람은 여성이 쪼그려 앉기를 하는 M자 기승위는 피해야 합니다. 만일 **어쩔 수 없이 기승위를 한다면 허리를 앞뒤로 그라인드(회전)시키는 기승위**가 여성의 부담도 줄어듭니다.

섹스할 때는 뇌에서 β엔돌핀이라는 진통물질이 방출되므로 통증을 그렇게까지 느끼지 않는 사람도 있습니다. 하지만 섹스가 끝나고 이제 침대에서 내려와 일어서려고 했을 때 급격하게 통증이 엄습하는 경우는 드물지 않습니다. 중노년 이후의 섹스에서는 상대에게 몸 상태를 물어보고, 자신의 몸 상태도 얘기하는 커뮤니케이션이 더욱 중요해지는 것입니다.

손잡기 그라인드 기승위

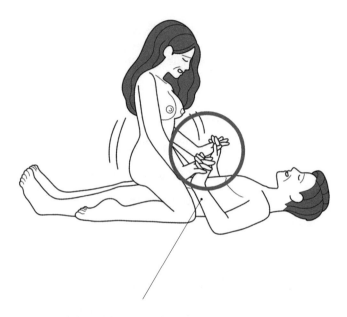

고관절이나 무릎의 통증이 발생하기 쉬운 중노년은 여성이 허리를 앞뒤로 움직이는 '그라인드 기승위'를 하도록 한다. 손을 잡음으로써 여성기에 대한 부담을 조정할 수 있고 파트너에 대한 애정도 전달된다.

[요통이 있어도 가능한 후배위]

후배위(後背位), 소위 뒷치기는 정상위 및 기승위와 함께 인기 있는 체위입니다. 후배위에서는 손발을 짚고 엎드린 여성에게 남성이 삽입하는데, 이것은 인간뿐 아니라 포유류에 속하는 동물도 하는 체위이기도 합니다.

남성 중에는 '뒤에서 여성을 공략함으로써 정복욕이 충족된다'는 이유로 후배위를 선호하는 사람도 있습니다. 후배위의 장점으로는 남성은 자유로운 스트로크, 템포로 허리를 움직여 피스톤 운동을 할 수 있다는 것입니다.

여성 중에도 자신이 정복당함으로써 '파트너가 좋아한다'는 생각에 기쁨을 느껴 후배위를 선호하는 사람도 있습니다.

하지만 성교통(性交痛) 외래 진료 현장에서는 **여성이 가장 성교통(性交痛)을 호소하는 것이 후배위**입니다. 앞서 언급한 바와 같이 여성은 갱년기에 의해 질이 잘 젖지 않게 되며, 월경주기, 산후 호르몬 변화의 영향으로도 성교통(性交痛)은 일어납니다.

자궁 적출 수술이나 자궁내막증, 성감염증 등에 의한 유착이나 염증이 방아쇠가 되어 후배위를 아프다고 느끼는 사람도 있습니다. 페니스의 끝이 자궁 안쪽에 닿기 때문입니다. 또한 선천적으로 질이 좁은 여성, 다리가 긴 여성도 연구가 필요한 것이 후배위입니다.

남성의 입장에서 보면 후배위는 자신의 정복욕을 만족시키며, 허리를 흔들 수 있는 한편, 파트너의 얼굴도 보이지 않아 상대의 쾌감을 방치해 버릴 위험성도 있습니다. 그런 의미에서는 글자 그대로 '상대가 등을 돌리는' 것에 주의해야 합니다.

또 한 중노년이 되어 요부척주관협착증 등으로 허리 통증을 느끼는 사람은 생각대로 후배위를 할 수 없게 되는 경우도 있습니다.

침대 가장자리를 이용한 '후배위'

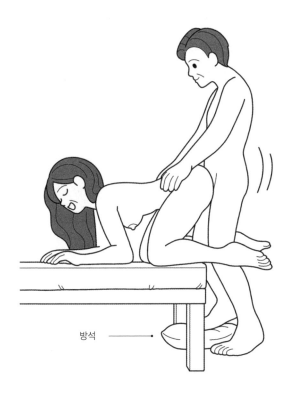

방석

여성이 침대 가장자리에 오도록 함으로써 남성은 허리를 굽히지 않고 삽입할 수 있다. 한쪽 발밑에는 높이가 있는 방석 등을 놓으면 체중 이동 부담을 경감할 수 있다.

따라서 **침대 가장자리를 이용한 후배위을** 권장하는 것입니다. 여기서는 침대 가장자리에 여성이 손발을 짚고 엎드리게 하고 남성은 선 채로 삽입합니다.

이때 **한쪽 발밑에 높이 약 8센티의 받침대나 방석을 놓아 높이 차이를 조절하는 것**이 포인트입니다. 발밑에 높이 조절 대를 둒으로써 피스톤 운동을 하기 쉬워져 허리 부담이 적어집니다.

사실 이건 저희 병원 환자인 초밥집 요리사가 조리대 밑에 받침대를 놓고 생선을 손질하는 모습에서 착상한 것입니다. 초밥집 카운터에서 후배위를 생각하는 사람은 없을 것 이라고 생각합니다(웃음), 그러나 섹스를 풍요롭게 하는 힌트는 일상의 모든 곳에 흩어져 있을지도 모릅니다.

[피로가 덜한 '심스 체위']

중노년 이후의 섹스에 권장되는 것이 **'심스 체위 (Sims Position)'**입니다.

심스는 19세기 미국의 산부인과 의사 J. 마리온 심스로부터 유래합니다. 직장 검사나 치료, 관장 등에 이용되며 임부의 안락 체위로도 알려져 있습니다.

심스 체위는 두 사람이 옆으로 누운 상태에서 남성이 여성의 뒤에 몸을 딱 붙이고 뒤에서 삽입합니다. 일본어로는 '측위(側位)'라고도 합니다.

심스 체위는 두 사람이 누운채 하므로 **남녀 모두 피로가 덜하다**는 것이 장점입니다. 서로의 체중이 걸리지 않으므로 고관절과 무릎에 대한 부담도 적고, 밀착하고 있으므로 피부의 온기도 느낄 수 있습니다.

심스 체위

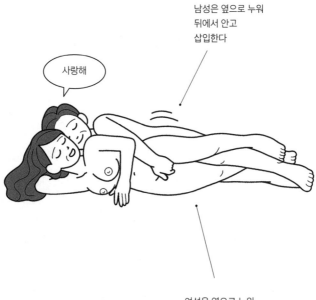

남성은 옆으로 누워
뒤에서 안고
삽입한다

사랑해

여성은 옆으로 누워
다리를 조금 벌린다

'심스 체위'는 측와위라고도 불린다. 남성이 여성의 뒤에 딱 몸을 밀착하고 누운 채로 하는 체위이므로 남녀 모두 부담이 적고, 삽입도 피스톤도 하기 쉬운 것이 포인트. 여성이 다리를 약간 벌리면 삽입하기 쉽다.

심스 체위에서는 서로의 자세가 안정되어 있으므로 **삽입을 하면서 애무도 시도**해 봅시다.

예를 들어, 몸의 우측을 밑으로 해서 두 사람이 옆으로 누워 삽입한 경우, 남성의 왼손이 비어 있습니다.

그때 비어 있는 손으로 상대의 가슴이나 클리토리스를 애무하거나 귓가에 '사랑의 말(106쪽 참조)'을 속삭인다... 같은 '3지점 공략'도 좋을 것입니다.

어느 것이든 깊은 만족도를 얻을 수 있을 것입니다. 거기까지 여유가 없다면 뒤에서 가벼운 키스를 하는 것만으로도 좋을 것입니다.

'뭔가 이쪽을 주무르고 저쪽을 만지고 여러 가지 할 게 많아서 힘들다'고 생각하는 분도 있을지 모릅니다.

확실히 젊은 시절에는 삽입만으로 상대도 자신도 만족할 수 있었을지 모릅니다. 하지만, 그 파워가 떨어진 중노년이라면 그 외의 테크닉과 말로 보충해 본다... 고 발상을 바꿔 보면 어떨까요? 그런 어른의 여유도 중노년 이후의 섹스를 즐기는 비결이라고 할 수 있다고 생각합니다.

중노년의 몸에 무리 없는 권장 체위

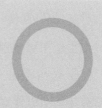

가령(加齡)에 의한 몸 상태 및 체형 변화는 누구라도 피할 수 없는 것입니다. 여기서는 자신도 파트너도 무리 없이 즐길 수 있고, 또한 깊은 만족도를 얻을 수 있는 체위를 엄선하였습니다. 체력과 연령에 적합한 체위를 연구하면 죽을 때까지 섹스를 즐길 수 있습니다!

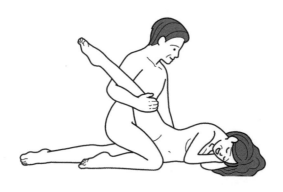

마츠바 쿠즈시(松葉くずし)

V자 모양의 솔잎이 교차한 것처럼 남녀의 다리를 교차시키는 체위.
정상위의 변형이므로 실천하기 쉽다. 여성은 체중이 측면에 실리므로
부담이 적고, 남녀 모두 깊은 삽입을 맛볼 수 있는 것도 매력.

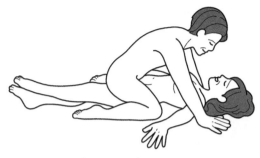

시메 코마타(締め小股)

여성이 다리를 오므린 상태에서 하는 정상위, '신장위(伸長位)'라고도 불린다. 페니스 삽입이 얕아져 피스톤은 조금씩 하게 되므로 성교통 (性交痛)이 있는 여성에게 적합. 반면, 페니스가 작은 남성에게는 불리하다는 단점도 있다.

3지점 공략 부용(芙蓉)

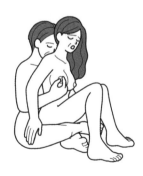

배면좌위(背面座位)의 일종으로 남성의 손이 비어 있어, 유두와 클리토리스 동시 공략하며 즐길 수 있다. 하지만 중노년이 되면 허리 둘레에 살이 붙기 때문에 삽입 시의 감각이 젊은 시절과 달라지는 사람도.

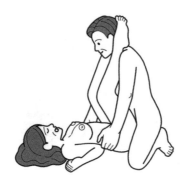

미야마(深山)

'미야마(深山)'란 이어진 산들의 훨씬 안쪽에 있는 산을 말하는데, 질
의 안쪽까지 자극하여 더 깊은 삽입을 맛볼 수 있는 체위. 정상위에서
자세를 바꿔서 하는 것도 원활하며, 질 오르가즘 개발에도 적합하다.
'미야마 혼테(深山本手)'라고도 불린다.

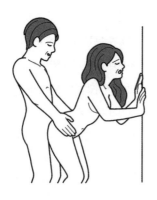

우시로 야구라
(後ろ櫓)

여성이 벽이나 기둥에 손을
짚고 뒤에서 남성이 박는 체
위로, 서서 뒷치기의 파생형.
탈의실이나 부엌, 거울 앞에
서 하면 비일상적인 느낌을
맛볼 수 있는 체위. 오랜 세월
함께한 커플의 매너리즘 방지에 안성맞춤.

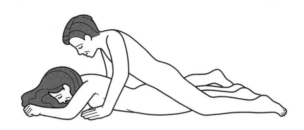

네바쿠(寝バック)

남녀 모두 부담이 적고, 남성은 허리의 자유도가 높으므로 피스톤하기 쉽다. 여성이 다리를 펴면 밀착감과 강한 조임을 얻을 수 있다. 아크로바틱한 체위가 서툰 사람은 시도해야 할 체위.

롤스로이스
(ロールスロイス)

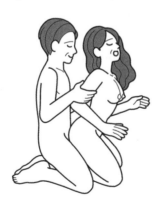

남자 포르노 배우인 시미켄 씨가 고안한 체위. 허리의 각도가 고정되므로 요부척추간협착증(腰部脊椎間狹窄症)인 남성도 비교적 편하게 할 수 있다. 하지만 오십견에 걸린 여성은 통증을 느끼므로 주의가 필요.

중노년의 몸에 힘든 NG 체위

'젊을 때는 할 수 있었으니까...'라는 확신은 금물. 체형 변화와 무릎 및 허리·어깨 통증이 만성화되는 중노년은 섹스 체위에도 주의해야 합니다. 여기에서는 중노년이 '해서는 안 되는' 체위를 모았습니다.

대면입위(對面立位)

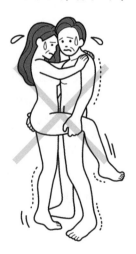

(타치카나에(立ちかなえ))

'카나에(鼎)'란 고대 중국에서 사용하던 철로 만든 세발솥을 말한다. 다리 허리의 근력이 저하된 중노년에게는 낙상·골절 리스크가 높은 체위. 특히 바닥이 미끄러지기 쉬운 욕실에서는 절대 엄금.

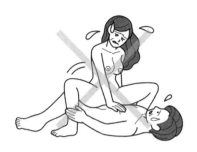

M자 기승위(騎乘位)

남성의 부담이 적은 반면, 여성의 무릎과 고관절 부담이 큰 체위. "너도 옛날에는 좋아했잖아?"라고 상대에게 묻는 것은 넌센스! 기승위에서는 여성이 허리를 앞뒤로 움직이는 '그라인드'를 권장.

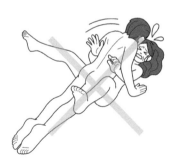

남성이 여성의 몸을 덮는 정상위

남성이 모든 체중을 실으면 여성은 가슴이 압박되고 고관절에 대한 부담도 증가하게 된다. 특히 대사증후군인 사람은 주의가 필요. 정상위 시에는 여성의 허리에서 엉덩이 밑에 방석을 넣어 삽입 각도를 조정하면 좋다.

[삽입 시에는 '페니스 3분의 1 법칙'으로]

여기까지 다양한 체위를 살펴보았는데, 부디 유념해야 할 것이 어떤 체위에서도 **갑자기 페니스를 삽입하는 것은 NG**라는 것이다.

젊은 남성 중에는 '힘차게 피스톤해야 여성이 느끼는 법이다'라는 잘못된 인식을 가진 사람도 있는데, 원래 여성의 질은 처음부터 차통(茶筒)처럼 완전히 열려있는 장기가 아닙니다. 갑자기 세게 삽입되면 여성이 통증을 느끼는 것은 당연한 것입니다.

이미 언급한 바와 같이 가령(加齡)에 동반하여 여성의 Y존은 마찰에 약해지며 애액 분비량도 줄어들어 갑니다. 또 한 골반저근이 쇠퇴해지므로 내장의 위치도 변합니다. 구체적으로는 자궁의 위치가 내려가기 때문에 삽입 위치와 각도, 강도에 의해서도 통증을 느끼는 경우가 증가하는 것입니다.

따라서 반드시 삽입과 피스톤 운동을 할 때 실천해야 할 것이 **'페니스 3분의 1 법칙'**입니다.

사실 하는 방법은 간단합니다.

우선 페니스를 3분의 1 정도 넣고 5~10회 피스톤하고, 상대의 반응을 봅니다. 거기서 괜찮은 것 같으면 또 3분의 1을 삽입하고 천천히 5회 피스톤 합니다. 다시, 상대가 아파하지 않는지를 확인한 후에 나머지 3분의 1을 피스톤 하면서 끝까지 넣도록 하십시오.

조금씩 삽입되므로 질도 서서히 넓혀져 가고, 여성도 성교통(性交痛)을 잘 느끼지 않으며, 남성도 상대의 반응을 천천히 관찰할 수 있습니다. 상대가 입구 쪽에서 느끼는지, 아니면 안쪽에서 느끼는지, 상대의 기분 좋은 포인트를 확인하면서 피스톤할 수 있는 장점도 있습니다.

〈94쪽〉에서도 설명하였듯이, 삽입과 피스톤을 할 때 로션(윤활제)은 듬뿍, 권장량의 3배를 대략적 기준으로 사용해 보십시오(98쪽 참조).

페니스 3분의 1 법칙

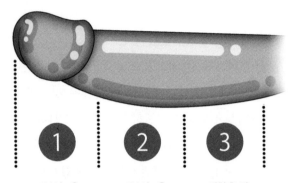

1 3분의 1을
삽입하고
조금씩 5~10회
피스톤

2 3분의 1을
더 삽입하고
천천히 5회
피스톤

3 괜찮은 것
같으면
끝까지
삽입한다

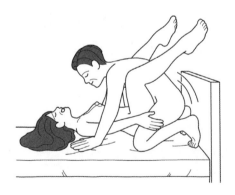

[의학적으로 올바른
전동 마사지기 필승 테크닉]

평소의 섹스와는 조금 분위기를 바꿔 보고 싶다, 매너리즘 기분을 타파하고 싶다... 그럴 때는 어른의 장난감, 성인 굿즈를 사용해 보는 것도 좋을 것입니다. **그중에서도 인기 있는 것이 '전동 마사지기'**입니다. 포르노에서도 본 적이 있을 것입니다.

이제는 완전히 성인 굿즈의 기본이 된 전동 마사지기이지만, 또 다른 이름은 '핸디 마사지기'. 피로회복이나 근육의 뭉침과 피로를 푸는 데 사용하는 것이 본래 목적이지만, 언제부터인가 섹스에서 사용하게 되었습니다. 지금은 양판점에서도 2000엔 정도로 구입할 수 있습니다.

자, 이렇게 부담 없는 전동 마사지기인데, 유감스럽게도 실제로 올바르게 사용할 수 있는 사람은 많지 않은 것 같습니다. 전동 마사지기를 세게 문지르지는 않습니까? 전동 마사지기를 직접 여성의 성기에 대지는 않습니까?

결론부터 말하면, **여성의 최대 성감대라고 하는 클리토리스에 직접 전동 마사지기를 대는 것은 매우 잘못된 것**입니다.

여기서부터는 신경 해부의 관점에서 전동 마사지기의 올바른 사용법을 소개하겠습니다. 전문용어도 나오는데, 신경 해부 지식을 조금만 머리에 넣어두어도 전동 마사지기를 효과적으로 사용할 수 있게 됩니다.

감각신경 중에는 **C촉각섬유(이하, C섬유)**라는 가늘고 섬세한 신경이 있습니다. C섬유는 '**너무 느리지도, 너무 빠르지도 않은 부드러운 자극**'에 가장 잘 반응합니다. 거꾸로 만지는 속도가 너무 빠르거나 너무 강하면 전혀 반응하지 않게 되는 특징도 있습니다.

C섬유에서 보내진 자극은 척수를 매개로 하여 뇌에 전달됩니다. 뇌에서는 도피질(島皮質)이라는 부위가 활성화되어 오르가즘을 유발합니다. 즉 **부드럽게**

어루만져서 C섬유를 자극하는 것이 여성을 오르가즘으로 인도하기 위해서는 필수적입니다. 일반적으로 말하는 "애무는 부드럽게"라는 말 뒤에는 이러한 메커니즘이 있는 것입니다.

C섬유는 전신에 존재하고 있지만, 특히 클리토리스와 귀두에 많이 모여 있다는 것이 밝혀져 있습니다. 여성이 클리토리스에서 느끼기 쉬운 것은 그 때문입니다. **C촉각섬유는 일정 속도로 가볍게 어루만지면 감지하는데, 대략적 기준으로는 1초에 5cm 나아가는 정도의 속도**입니다.

그리고 여기서 전동 마사지기의 강도를 상상해 보십시오.

원래 전동 마사지기는 허리와 어깨의 결림을 해소하기 위한 마사지 기구입니다. 본래 결림이 있는 곳에 대는 것을, 같은 강도로 C섬유가 밀집한 클리토리스에 갖다 대면..., 그야말로 좋지 않을 것은 명백합니다. 너무 강한 자극은 아플 뿐입니다.

포인트는 전동 마사지기를 사용할 때에는 '**약(弱)**'

으로 하여 가볍게 대고, 문지르지 말 것. 파워 모드를 '강(强)'으로 하고 강하게 눌러 마찰하는 것은 NG입니다. 부드럽게 대는 것만으로 C섬유의 특징을 최대한 활용할 수 있습니다.

참고로, 여성의 Y존 중에서도 **털이 나 있는(유모(有毛) 피부) 질 주변과 항문 등의 영역은 전동 마사지기를 살짝 대고 문지름으로써 '파치니 소체'라는 피부 감각 센서를 자극할 수 있습니다.** 한마디로 '성감대'라고 해도, C섬유라는 지각신경만 있는 클리토리스와 그 밖의 부위는 같은 전동 마사지기라도 접근하는 강도와 속도가 전혀 달라집니다.

간편하지만, 사실은 심오한 전동 마사지기의 세계. 그녀의 C섬유를 지배함으로써 '잊을 수 없는 섹스'에 또 한 걸음 다가가게 될 것입니다.

[삽입 중 발기가 풀렸을 때의 대처법]

"요즘, 섹스 도중 죽어 버린다..."

삽입 중에 발기력이 상실되어 버리는, 소위 '발기 풀림'으로 고민하는 분도 적지 않습니다. 사정하지 못하는 불만족감뿐 아니라, 파트너에게 한심함과 부끄러움을 느끼기도 하고, 여성도 '내가 매력이 없나...', '기분 좋지 않은가?'라고 느껴 사람에 따라서는 침울해지는 경우도 있는 것 같습니다.

또 한 임신 활동 중이라면 남성 불임의 원인도 되며, 의학적으로는 발기 장애의 하나로 취급되고 있습니다.

발기와 사정의 메커니즘에 대해서는 다음 장에서 상세히 해설하는데, **발기하고 있을 때 활발해지는 것이 '부교감신경(副交感神經)'입니다. 반면, 사정을 관장하는 것은 '교감신경'**입니다. 성적 흥분이 최대가 되면 부교감신경 우세에서 교감신경 우세로 바뀌어 사정이 일어납니다. 하지만 사정에 도달하기 전에 무언가의 계기로 교감신경으로 전환되면 죽어버립니다. 이 현상이 '발기 풀림'의 메커니즘입니다.

긴장, 불안, 초조, 압박 등이 강하면 교감신경이 우위가 되어 발기를 유지할 수 없게 됩니다. 성적 자극으로 흥분하여 발기하는 것이기 때문에 교감신경이 활발해질 것 같지만, 결국은 '릴랙스한 상태가 아니면 부교감신경은 제대로 작동하지 않는다 = 발기하지 않는다'는 것입니다.

그렇다면, 만일 섹스 중 발기가 풀렸을 때, 어떻게 하면 좋을까요?

가장 피해야 할 것은 조급하게 자신의 손으로 페니스를 자극하는 것입니다. 강하게 페니스를 자극하여 발기시키고자 하면 오히려 자신을 압박하여 점점 더 교감신경이 우위가 되어 재기불능이 되어 버리기 때문입니다. 상대를 실망시키고 싶지 않다, 못하는 남자라고 생각되게 하고 싶지 않다, 그런 생각이 있다면 더욱 그렇습니다.

발기가 풀렸을 때 대처법은 **다시 전희로 돌아가 보**

는 것도 한 가지 방법입니다. 섹스를 '기승전결(起承轉結)'에 비유한다면, '결(사정)'에 도달하기 직전에서 다시 한번 '승'으로 돌아간다는 이미지입니다. 발기가 풀렸다면 우선은 그녀의 몸을 애무하면서 한번 쉬어 봅시다. 만일 도중에 그녀도 펠라티오에 응해 준다면 그것이 새로운 '전'이 되기도 합니다.

전희로 다시 돌아가서 다시 삽입할 수 있는 상태로까지 되돌렸다면, 앞서와는 다른 체위로 삽입해 보는 것도 좋을 것입니다. '상대에게 초조한 얼굴을 보이고 싶지 않다'고 생각하는 사람은 후배위나 심스 체위도 권장합니다.

발기력을 유지하기 위해서는 '하반신(골반저근)의 근육운동·혈행·신경 전달'의 3가지 케어가 중요합니다. 제3장에서 확실히 해설하니 함께 확인하십시오.

중노년의 실제 섹스 설문조사 ①
계절에 따른 성생활의 지혜와 연구

Facebook 커뮤니티 '토미나가 키요의 비밀의 방'에서는 섹스에 관한 다양한 화제가 활발하게 교환되고 있습니다. 때로는 제 질문에 대하여 200건 이상이나 되는 응답이 회원들로부터 모여드는 경우도 드물지 않습니다.

이전, "여러분은 계절에 따라 어떤 섹스를 생각하고 있습니까?"라는 질문을 던진 결과, 실로 많은 응답이 모여들었습니다.

"겨울철에는 로션을 미리 욕조에 넣어 데워 둔다." 는 것도 그 한 가지 예입니다. 앞서 언급한 바와 같이 중노년의 경우에는 보통의 3배 분량을 권장하고 있는데, 로션이 차가운 상태라면 섹스할 상황이 안 되게 됩니다.

가을 겨울과 여름철의 섹스에 대한 연구도 다음과 같은 아이디어가 있었습니다.

<가을·겨울의 섹스 연구>
· 밤은 추우므로 따뜻한 낮 시간 대에 섹스를 한다
· 옷을 다 벗지 않고 섹스를 한다
· 이불 속에서 밀착 체위를 한다.
· 목욕으로 충분히 따뜻해진 다음에 섹스를 하고 잔다
· 전기담요를 넣어둔다
· 사케나 핫와인 등 따뜻한 알코올이나 음료를 마시고 준비한다
· 오뎅, 전골을 먹어 몸속부터 따뜻해진다
· 함께 목욕하고 마사지한다

<여름철의 섹스 연구>
· 욕실에서 나왔을 때 더위를 느끼지 않도록 미리 방을 시원하게 해 둔다
· 미네랄워터나 스포츠음료 등 차가운 음료를 준비

해 둔다

· 땀 닦는 수건을 침대 옆에 준비해 둔다
· 땀으로 끈적해지지 않도록 시카롤 등의 파우더를
  사용한다
· 사우나 같이 일부러 대량으로 땀을 흘리고, 섹스
  에서도 땀범벅이 된다
· 섹스 후에 차가운 냉탕에 들어간다
· 냉감 시트를 사용한다
· 30도 정도의 욕조에 함께 들어간다

가을·겨울은 추위, 여름철은 더위 대책에 꼼꼼히
유념하고 있다는 것을 엿볼 수 있었습니다(에어컨 활
용은 필수지만, 여름철에 알몸 상태로 선풍기를 계속
돌리면 체온을 상실할 수 있으므로 주의하십시오).

그중에는 "아이스크림을 그녀의 배에 얹어놓고 먹
는다", "창에서 시원한 경치가 보이는 호텔이나 여관
을 예약한다" 등 매우 럭셔리하고 어른의 여유가 듬
뿍 담긴 응답도 있었습니다.

계절을 불문하고 많았던 것이 **"러브호텔을 활용하고 있다"**라는 응답입니다. "섹스하는 상대와는 러브호텔에서만 밀회할 수 있다"가 이유인 분도 있을지 모르지만, 에어컨 설비와 욕실의 편리성, 로션 플레이를 해도 뒤처리가 편하다는 점에서도 섹스를 마음껏 즐기기 위해서 러브호텔은 필수적인 장소라고 할 수 있습니다.

이러한 것들은 응답의 아주 일부이지만, **회원 여러분이 각자의 '섹스 즐기는 방법'을 확립하고 있다**는 것을 잘 알 수 있습니다. 세심한 지혜가 겹쳐진 섹스는 중노년이기 때문에 할 수 있는 '어른의 섹스'라고 할 수 있을 것입니다. '한 번뿐인 인생, 후회 없도록 언제까지라도 즐겁게 살고 싶다'는 생각까지 전해져 오는 것 같습니다.

성숙한 어른이기 때문에 할 수 있는 섹스의 지혜, 부디 당신의 '이거다' 하는 궁리도 알려 주십시오.

제3장

당신이 안 서는
진짜 이유는?

평생 현역 같은
정력을 실현하기 위한
'남성기' 취급설명서

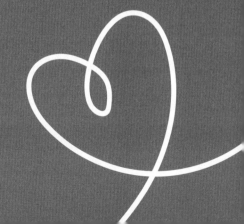

[단련하고 싶은 것이 발기력?
아니면 사정력?]

"중요할 때 서지 않는다"

"정액의 양이 줄었다"

"금방 발기가 풀려서 사정까지 도달하지 못한다"

"발기했을 때 딱딱함이 사라졌다"

50대, 60대가 되면 발기와 사정에 관련된 고민이 늘어나는 법입니다. '이제 나이가 들었으니 어쩔 수 없다'고 체념해버리는 사람도 있을 것입니다.

하지만 제 클리닉을 방문하는 환자 중에는 80대까지 현역 같은 정력으로 파트너와 정기적인 섹스를 즐기는 분도 계십니다. 이 차이는 대체 어디서 나오는 것일까요?

우선 여기서 다시 검토해야 할 것이 '발기(勃起)와 사정(射精)'에 관한 것입니다.

보통 '섹스에서는 발기를 하고 당연히 사정을 하는

것'이라고 마치 일련의 흐름처럼 생각하고 있습니다. **하지만 사실 발기와 사정은 전혀 별도의 것**입니다. 우선 이 점을 기억해 둡시다.

상세한 메커니즘은 뒤에 자세히 설명하는데, **발기는 페니스에 혈액이 흘러 들어와서 해면체가 두꺼워지고 딱딱해지는 것, 사정은 정자를 포함한 정액이 체내에서 체외로 사출되는 것**을 가리킵니다.

그런 다음에 '젊은 시절의 섹스와는 뭔가 바뀌었다'고 생각하는 분은 지금 한 번 '무엇이 어떻게 바뀌었는가?'를 생각해 보십시오.

발기가 잘 안 됩니까?

아니면 발기는 되는데, 사정 만족도가 낮아진 것인가요?

우선은 자신이 무엇에 위화감을 느끼고 있는지를 명확히 해봅시다. 발기와 사정, 어느 쪽이 고민이라도 공통적으로 취해야 할 대응책과 개선책이 있지만,

우선은 현재 상태를 명확하게 해야 더 효과적이고 효율적인 접근방법을 취할 수 있을 것입니다.

[발기와 사정에 필요한 3요소 '신경·혈관·근육']

'발기와 사정은 별도의 것'이라고 얘기했습니다만, 이 둘에 공통적으로 필요한 요소가 있습니다. 그것은 **'신경·혈관·근육'** 3가지입니다. 이것들 중 무언가 하나가 부족해도 만족스러운 발기와 사정은 이루어지지 않습니다.

우선은 **'신경'**에 대해 설명하겠습니다.

149쪽에서도 설명했지만, 사실 의학적으로 발기와 사정을 관장하는 신경은 반대되는 신경입니다. **발기를 관장하는 신경은 '부교감신경'이고, 사정을 관장하는 신경은 '교감신경'입니다.** 부교감신경은 릴랙스하고 여유 있는 기분일 때 작동하는 신경이고, 교감신경은 투쟁·긴장할 때 작동하는 신경입니다. 정반대

의 신경이 관여하고 있다니 인간의 몸 구조는 정말이
지 신기합니다.

다음은 '**혈관**'입니다.

페니스에는 **가느다란 혈관이 스펀지 모양으로 모
여 있는 '음경해면체'**라고 불리는 조직이 통 모양으
로 들어 있습니다. 남성이 성적으로 흥분하면 음경해
면체에 흘러들어오는 혈액의 양이 증가하여 페니스
는 딱딱하고 커집니다. 흥분상태가 지나면, 정맥에서
심장으로 혈액이 되돌아가고 음경해면체 속의 혈액
도 줄어들어 원래 크기로 돌아갑니다.

즉, 페니스가 발기하기 위해서는 음경해면체 속에
충분한 혈액이 전달될 필요가 있는 것입니다. **음경해
면체에 혈액을 보내는 주요 동맥은 음경배동맥입니
다. 이 음경배동맥은 인체 안에서도 가장 가느다란
동맥이며, 더구나 심장에서 멀리 떨어진 몸의 말단**에
있습니다.

심장에서 멀리 떨어진 페니스까지 혈액이 충분히
도달하기 위해서는 혈액이 혈관 속을 원활히 흘러야

합니다. **이 혈액의 흐름을 방해하는 것이 동맥경화입**니다. 동맥경화와 발기의 관련에 대해서는 뒤에서 자세히 설명합니다.

세 번째가 **'근육'**입니다.

"젊은 시절에는 물건이 배꼽에 닿을 정도로 건강했다"는 무용담을 얘기하는 분도 있는데, **발기 각도는 연령과 함께 완만해지는 경향**이 있습니다.

페니스는 음경제인대(陰莖提靭帶)와 고리인대라는 인대에 의해 매달리듯 지지되고 있습니다. 하지만 가령(加齡)에 동반하여 이러한 인대가 늘어나게 됩니다. 아무리 페니스의 혈관이 팽창하여 발기해도 페니스가 서는 각도가 완만해지는 것은 이 가령(加齡)에 동반하는 인대의 늘어남이 영향을 주고 있는 것입니다.

발기하고 사정하기 위해서는 구해면체근과 좌골해면체근 등 '골반저근'의 근력은 필수적입니다. 골반저근이 페니스의 뿌리를 조임으로써 발기가 성립하고 사정이 힘차게 이루어지는 것입니다. 이제까지 나이 탓이라고 생각되어 온 **발기력 저하는 사실 골반 저근 쇠퇴**라는 것도 생각할 수 있습니다.

용솟음치듯 페니스가 발기하고 '이때다' 하는 타이밍에 사정하기 위해서는 '신경·혈관·근육' 3가지 요소는 필수적입니다. 균형 잡힌 자율신경, 페니스 팽창을 위한 젊은 혈관, 거기에 정확히 작동하는 근육이 요구되기 때문입니다.

페니스를 지지하는 '근육'

음경은 해먹(hammock)처럼 인대에 매달려 있다.

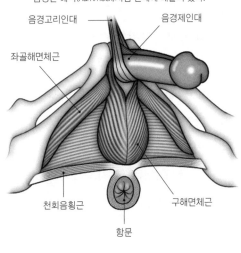

음경고리인대

음경제인대

좌골해면체근

천회음횡근

구해면체근

항문

<밝기 각도>

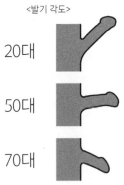

20대

50대

70대

[당신은 어떤 유형?
취해야 할 대응책]

당신의 고민은 발기에 관련된 것이었습니까? 아니면 사정이 원활히 되지 않는 것인가요?

문제점이 명확해졌으면, 여기서부터는 '신경·혈관·근육' 3가지 요소에서 취해야 할 대책을 생각해 봅시다.

발기 & 사정에 필수적인 3가지 요소

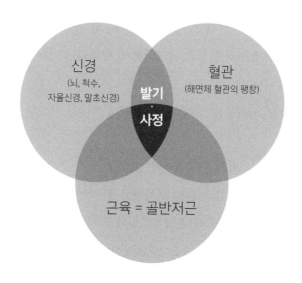

신경
(뇌, 척수,
자율신경, 말초신경)

발기·
사정

혈관
(해면체 혈관의 팽창)

근육 = 골반저근

우선은 신경에 대한 접근방법입니다.

연령을 불문하고 스트레스는 발기의 천적입니다. 스트레스가 쌓이면 신경의 작용이 둔해지고 발기가 잘되지 않게 됩니다. 또한 전립선암 등의 수술을 하면 전립선 주위의 신경이 손상되어 신경의 연동이 제대로 이루어지지 않게 됩니다. 중추신경계에 작용하는 약의 부작용과 뇌경색이나 우울증 등 뇌신경계 질환으로도 발기와 사정이 잘되지 않게 됩니다.

다음으로 혈관 문제입니다.

당뇨병, 고혈압, 협심증, 동맥경화가 심하면 음경 해면체가 유연성을 유지하면서 확대되는 것을 방해합니다. 결과적으로 발기를 해도 자신이 생각한 타이밍에 사정하는 것이 어려워집니다.

마지막으로 근육 문제입니다.

가령(加齡)과 운동 부족으로 하반신 근력이 떨어지면 발기력도 쇠퇴한다고 말해도 과언은 아닙니다. 여기서 가리키는 근육이란 골반저근입니다.

골반저근을 단련하기 위해서는 비만과 운동 부족 해소가 필수입니다. 구체적으로는 스쿼트를 하거나, 워킹으로 하반신 근육을 단련하는 것이 중요해집니다. 운동법에 대해서는 224쪽에서 자세히 설명하겠습니다.

이렇게 보면 좋아하는 것을 마음껏 먹고, 운동도 하지 않고, 방만한 생활을 하면 만족스러운 섹스를 하기가 어렵다는 것을 알 수 있습니다.

발기와 사정을 잘 하고 싶다, 죽을 때까지 섹스를 하고 싶다고 생각하는 분은 균형 잡힌 식생활과 적절한 정도의 운동, 그리고 다음과 같은 접근방법을 머리 속에 넣어두면 좋을 것입니다.

▶ 섹스가 제대로 되지 않는 경우의 접근방법

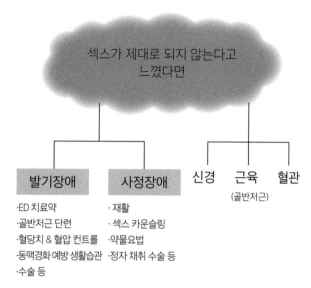

섹스가 제대로 되지 않는다고
느꼈다면

발기장애	사정장애	신경	근육	혈관
			(골반저근)	

발기장애
· ED 치료약
· 골반저근 단련
· 혈당치 & 혈압 컨트롤
· 동맥경화 예방 생활습관
· 수술 등

사정장애
· 재활
· 섹스 카운슬링
· 약물요법
· 정자 채취 수술 등

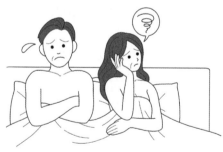

▶ 발기가 제대로 되지 않는 경우의 접근방법

① ED 치료약이나 남성호르몬 '테스토스테론' 활용

② 골반저근 운동

③ 당뇨병이 있는 분은 혈당치 컨트롤, 식생활 개선, 고혈압
   컨트롤

▶ 사정이 제대로 되지 않는 경우의 접근방법

① 재활이나 섹스 카운슬링 받기

② 약물요법

③ (만일 아이를 원하는 경우라면) 정자 채취 수술

['ED = '전혀 발기가 안된다'는 오해]

애초에 발기부전, 소위 ED(Erectile Dysfunction)는
어떤 상태를 가리키는 것일까요? 종종 '페니스가 전
혀 발기하지 않아 섹스할 수 없는 상태'라고 생각하
는 경향이 있지만, 사실은 그렇지 않습니다.

**ED란 '만족스런 성행위를 하는 데 충분한 발기를
얻을 수 없는 상태' 혹은 '발기를 유지할 수 없는 상태**

가 지속되거나 혹은 재발한 상태'입니다.

즉, 전혀 발기가 일어나지 않을 때뿐만 아니라 발기가 풀리거나 딱딱함이 충분하지 않은 것도 '만족스런 성행위를 할 수 없는 상태'라는 것입니다.

"최근 좀처럼 발기가 되지 않는다"
"삽입할 수 있지만, 도중에 발기가 풀려버린다"
"성욕은 있는데 발기되지 않는다"
"완전히 딱딱해지지 않는다"
이런 증상이 있는 경우에는 ED가 의심됩니다.

[60대는 2명 중 1명이, 70대는 4명 중 3명이 ED]

그렇다면 어느 정도의 사람이 ED인 것일까요?
우선은 해외 조사부터 소개하겠습니다. 유럽과 미국 7개국의 50세부터 80세, 1만 2,815 명을 대상으로 한 연구(※6)에서는 50대에 30.1%, 60대에 51.1%, 70

대가 되면 75.6%라는 결과였습니다.

바꿔 말하면 **50대는 3명 중 1명, 60대는 2명 중 1명, 70대는 4명 중 3명이 ED 증상이 있다**는 것입니다. 즉, 연령과 함께 ED가 되는 비율(유병률)은 올라가고 있다는 것을 알 수 있습니다.

50대는 3명 중 1명이 ED라는 것인데, 여기서 생각해 봐야 할 것이 3명 중 2명은 '아직 ED가 아니다'라는 것입니다. 60대는 2명 중 1명이, 70대는 4명 중 1명이 ED가 아니라는 것입니다.

만일 지금 70대이고 '죽을 때까지 섹스를 하고 싶다'고 원한다면, 이 '4명 중 1명'의 그룹에 들어가는 것을 목표로 하는 것이 됩니다.

다음 일본인 ED 유병률에 대해서도 살펴봅시다.

다음 페이지의 그래프에서 색깔이 진한 부분이 완전 ED(전혀 발기하지 않는 상태)이고, 색깔이 연한 부분은 중등도 ED인 사람의 비율입니다. 50대 전반은 약 30%, 즉 3명 중 1명이 ED이고, 또한 60대 전반이 되면 40%, 60대 후반이 되면 60%가 됩니다. 이 숫자도 앞서의 해외 연구와 거의 다르지 않습니다.

또한 완전 ED 비율에도 주목해 봅시다. 완전형 ED의 비율은 50대 전반부터 후반에 걸쳐 급증하고 있는데, 그 이후인 60대 후반까지는 거의 변동이 없습니다. 전혀 발기하지 않는 사람의 비율은 일정하여 결국 50대~60대가 중요한 고비라는 것입니다.

70대 후반이 되어도 완전 ED인 사람은 3명 중 1명의 비율입니다. ED 증상이 있어도 3명 중 2명은 발기력 그 자체는 남아있는 상태라는 것입니다.

즉, 모든 기능이 상실된 것은 아니며, **남겨진 발기력을 어떻게 오래 사용할지, 성기능 퇴화를 막을지가 중요해진다**는 것입니다.

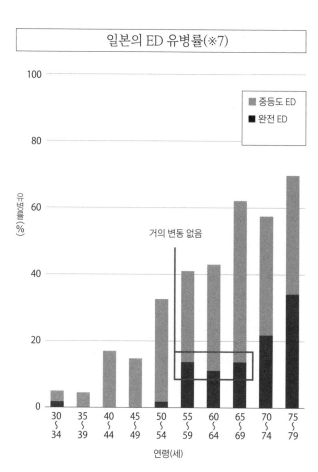

일본의 ED 유병률(※7)

거의 변동 없음

- 중등도 ED
- 완전 ED

유병률(%)

연령(세)

"ED 진료 가이드라인 제3판" 마루이 에이지(丸井英二),
일본의 ED 역학과 위험 요인, 의학의 걸음 2002; 201:397-400

[당신은 몇 점? ED 셀프체크]

앞서의 데이터에서도 알 수 있듯이 **죽을 때까지 섹스를 계속할 수 있을지 여부는 50대~60대가 분기점**입니다. 우선은 자신이 어느 정도 ED 상태인지 체크해 봅시다.

ED 셀프체크에는 IIEF(국제 발기기능 점수)라고 불리는 질문표가 일반적으로 사용되고 있습니다. 이 질문표는 IIEF 중 SHIM 점수(SHIM은 Sexual Health Inventory for Men의 약자)라고 불리는 것입니다.

당신의 점수는 얼마였습니까?

합계점수가 21점 이하인 경우에는 ED라고 판정되는데, 어디까지나 대략적 기준입니다. 걱정되는 분은 한번 의사와 상담하십시오.

ED 셀프체크 시트

최근 6개월에 대하여 다음 5가지 질문 중
해당하는 것에 ○표를 하고 점수를 합산하십시오.

 발기하고 그것을 유지할 자신은 어느 정도 있었습니까?

·매우 낮다→ 1점
·낮다→ 2점
·보통→ 3점
·높다→ 4점
·매우 높다→ 5점

 성적 자극에 의해 발기했을 때, 어느 정도의 빈도로 삽입 가능한 딱딱함이 되었습니까?

·성적 자극이 한 번도 없었다→ 0점
·거의 전혀 되지 않았다→ 1점
·가끔 되었다(절반보다 상당히 낮은 횟수)→ 2점
·자주 되었다(절반 정도)→ 3점
·거의 매회(절반보다 상당히 높은 횟수)→ 4점
·매회 또는 거의 매회→5점

 성교 시, 삽입 후에 어느 정도 빈도로 발기를 유지할 수 있었습니까?

·성교가 없었다→ 0점
·전혀 유지할 수 없었다→ 1점
·가끔 유지할 수 있었다(절반보다 상당히 낮은 횟수)→ 2점
·자주 유지할 수 있었다(절반 정도)→3점
·절반 이상 유지할 수 있었다→ 4점
·거의 항상 유지할 수 있었다→ 5점

 성교를 종료할 때까지 발기를 유지하는 것은 어느 정도 곤란하였습니까?

·성교가 없었다→ 0점
·극도로 곤란했다→ 1점
·매우 곤란했다→ 2점
·곤란했다→ 3점
·약간 곤란했다→ 4점
·곤란하지 않았다→ 5점

 어느 정도 빈도로 성교에 만족할 수 있었습니까?

·성교가 없었다→ 0점
·전혀 만족할 수 없었다→1 점
·가끔 만족할 수 있었다(절반보다 상당히 낮은 횟수)→ 2점
·자주 만족할 수 있었다(절반 정도)→ 3점
·절반 이상은 만족할 수 있었다→4점
·항상 만족할 수 있었다→ 5점

[진단 결과]

22~25점... 정상입니다
17~21점... 경도 ED입니다
12~16점... 중등~경도 ED입니다
8~11점... 중등도 ED입니다
5~7점... 중도 ED입니다

이 체크 시트는 질환 진료를 대신하는 것은 아닙니다. 체크 결과 문제와 이상이 없어도 걱정되는 것이나 불안이 있다면 반드시 의료 기관의 진료를 받으십시오.

'국제 발기 기능 점수 IIEF-5'를 바탕으로 작성

[발기와 사정의 메커니즘]

평소 생활에서 자신의 페니스가 어떤 메커니즘으로 발기하고 사정하는지를 생각하는 일은 거의 없을 것입니다. 여기서는 발기와 사정의 메커니즘을 해설하겠습니다. 다음 페이지 페니스 단면도를 보십시오.

남성의 페니스에는 좌우 한 쌍의 음경해면체가 있고 그 밑을 1개의 요도해면체가 통과하고 있습니다. 이 음경해면체의 한가운데를 통과하고 있는 눈[目] 같은 것이 음경심동맥 입니다. 음경해면체는 가느다란 실 같은 혈관이 무수히 모여 있는 스펀지 모양이고, 그 주위는 '백막'이라는 딱딱한 조직으로 싸여 있습니다.

남성이 성적 자극을 받으면 우선 뇌의 중추신경이 흥분하고, 그 정보가 척수신경을 통과하여 페니스에 전달됩니다. 그러면 이것이 발기의 GO 사인이 되어 일산화질소(NO)가 방출되고 혈관이 확장하여 음경해면체에 혈액이 흘러들어와 발기가 일어납니다.

페니스 단면도

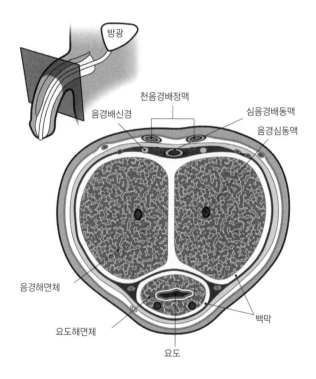

방광

천음경배정맥

음경배신경

심음경배동맥

음경심동맥

음경해면체

백막

요도해면체

요도

음경해면체를 둘러싸고 있는 것이 '백막'. 보통의 발기에서는 해면체의 팽창에 맞추어 백막도 늘어나 풍선처럼 빵빵하게 부풀어 오른다.

음경해면체가 혈액으로 채워져 조직이 팽창하면 그 주위의 백막도 팽창한 상태가 됩니다. 그러면 백막 주위의 정맥이 압박됩니다. 이것에 의해 페니스의 내압이 올라가 혈류를 심장으로 되돌리지 않고 유지=발기 상태를 유지할 수 있는 것입니다. 이것이 발기의 메커니즘입니다.

계속해서 사정에 대해 살펴봅시다. 사정에 이르기까지는 다음 3가지 단계가 있습니다.

단계 ① : 방출(Emission)

평소에는 정자와 정액을 구분하여 의식하는 일은 별로 없지만, 정자는 소위 올챙이 같은 것이고, 정액은 사정 시에 페니스에서 나오는 액체입니다.

정소(精巢)에서 만들어진 정자가 정낭액 및 전립선액과 섞여서 하얗고 걸쭉한 정액이 됩니다. 그 후 요도전립선부(尿道前立腺部)라는 장소로 정액이 보내지는(배출되는) 현상을 '방출'이라고 합니다.

발기의 메커니즘

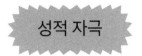

성적 자극

뇌의 중추신경이 흥분한다

음경해면체 속 동맥이 확장한다

음경의 혈류 상승

음경해면체가 팽창한다

해면체를 둘러싼
백막이 압박된다

페니스의 내압이 올라간다

해면체 주위의 정맥이 폐쇄된다

음경에서 혈류가 유출되지 않게 된다

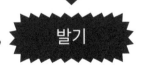

발기

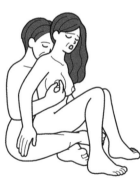

단계② : 방광경부(膀胱頸部) 폐쇄

이제나저제나 하고 사정을 기다리던 정액이지만, 이것이 잘못해서 방광 쪽으로 역류해 버리면 사정할 수 없습니다. 정액이 요도로 분출하기 위해 방광경부에 있는 내요도괄약근(內尿道括約筋)이 사정 시까지 꾹 하고 강하게 조여져 갑니다.

참고로 이 방광경부 폐쇄가 일어나지 않으면 방광 안으로 정액이 역류해서 사정했을 때 정액량이 감소하게 됩니다(이를 역행성사정이라고 합니다).

단계③ : 정액이 요도로 밀려나간다

성적 흥분이 정점에 달하면 전립선과 정낭 주변의 근육이 규칙적으로 수축합니다. 그러면 그 움직임에 의해 정액에 요도로 밀려나가 외요도괄약근이 느슨해지고 페니스 끝에서 힘차게 분출됩니다.

다음 페이지는 이 3개 공정을 도해(圖解)한 것입니다. 이렇게 보면 정자는 상당히 복잡한 공정을 거쳐 몸 밖으로 분출된다는 것을 잘 알 수 있습니다.

사정(射精) 메커니즘

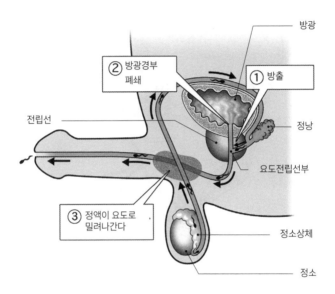

<사정은 3개 과정으로 나뉘어 일어난다>

① 요도전립선부에 정액이 배출된다(방출).
② 방광 쪽으로 정액이 역류하지 않도록 방광경부가 닫힌다.
③ 근육이 리드미컬하게 움직여 정액이 요도로 밀려나가 체외로
  나간다.

페니스와 골반의 혈액 흐름

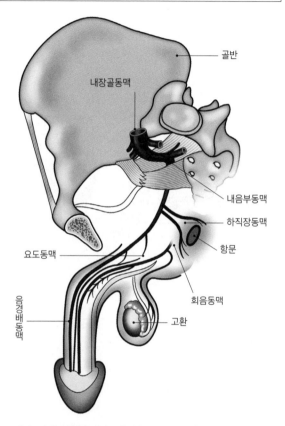

골반

내장골동맥

내음부동맥

하직장동맥

항문

요도동맥

회음동맥

고환

음경배동맥

페니스의 해면체로 보내지는 혈액은 심장에서 등뼈를 통과하여 엉덩이, 골반 밑을 통과해 간다.

[당신이 안 서는 진짜 이유]

"안 서는 것은 나이 탓?"

그렇게 불평하는 기분도 이해하지만, 과연 안 서는 원인이 '연령뿐'일까요?

여기서부터는 발기, 그중에서도 혈류에 주목해서 설명하겠습니다. 발기를 생각할 때 페니스로 흐르는 혈류를 파악해 두는 것이 중요합니다.

페니스의 음경해면체로 보내지는 혈액은 매우 긴 길을 거칩니다. 심장에서 보내져 등뼈를 타고 동맥을 하강하여 엉덩이까지 가서 골반 뒤에서 골반 밑을 통과하여 페니스에 보내집니다(184쪽 그림 참조).

더구나 당도한 음경의 동맥은 겨우 직경 1~2mm 정도. 이 정도까지 긴 거리를 거친 혈액이 도달한 곳은 매우 가느다란 혈관인 것입니다. 그리고 이 가느다란 혈관에 충분한 혈액이 보내지지 않으면 만족스런 발기를 얻을 수 없습니다. 당연히, 고혈압증이나 당뇨병, 동맥경화 등으로 음경의 동맥이 막히면 생각대로 발기를 할 수 없게 됩니다.

그중에서도 중노년에게 심각한 것이 **동맥경화**입니다. 동맥경화란 동맥의 벽에 콜레스테롤이 쌓여 유연성이 없어진 상태로, 협심증과 심근경색 등의 심장병, 뇌경색과 뇌출혈 등 심각한 질병의 리스크가 높아지게 됩니다.

동맥경화에 의한 혈관 막힘은 전신에서 진행됩니다. 만일 동맥경화가 심장에서 일어나면 협심증과 심근경색이 되는데, 동맥경화 중에서 직경 약 1mm 정도로 가느다란 페니스의 동맥이 막히면 발기부전(ED)에 빠지게 됩니다. 동맥경화의 영향은 심장 동맥보다도 가느다란 동맥인 페니스에서 먼저 나타납니다. 그 때문에 **'ED는 동맥경화의 초기 증상'**이라고도 하는 것입니다.

즉, ED가 일어나는 사람은 심장과 뇌에서도 혈관 막힘이 진전되고 있어 심근경색이나 뇌졸중 등 커다란 질병 리스크가 높아져 있다는 것입니다. **ED는 국소(局所)적인 이야기로 끝나지 않는, 전신 질환**의 하나인 것입니다.

ED는 동맥경화의 초기 증상				
임상소견	ED	무증후성 심근허혈협심증 ⬇ 급성 심근경색	일과성 뇌허혈발작 ⬇ 뇌졸중	간헐성 파행 보행 시에 종아리 등의 근육이 아파 서 보행을 계속할 수 없는 상태
동맥의 직경	○ 음경동맥 1~2mm	○ 관동맥(심장) 3~4mm	○ 내경동맥 5~7mm	○ 대동맥 6~7mm

Montorsi, Piero, Francesco Montorsi, and Claude C. Schulman. "Is erectile dysfunction the "tip of the iceberg" of a systemic vascular disorder?."(2002): 352-354에서 수정

동맥경화를 일으키는 위험인자(질병 발생과 진행의 원인이 되는 요소)에는 가령(加齡)처럼 스스로는 어쩔 수 없는 것부터 흡연, 비만, 스트레스, 식사 내용, 운동 부족 등 자신의 의지로 컨트롤할 수 있는 것

도 있습니다.

또한 이러한 위험인자는 증가하면 증가할수록 동맥경화가 될 위험성이 높아집니다.

여기서 ED를 일으키는 대표적인 요인을 들어보겠습니다.

①가령(加齡), ②담배, ③고혈압, ④당뇨병, ⑤고지혈증, ⑥협심증, ⑦비만, ⑧우울증, ⑨전립선 비대, ⑩만성 신장병, ⑪수면 시 무호흡 증후군, ⑫심인성

이러한 것들을 보면 알 수 있듯이 **ED는 오랜 기간 생활습관의 결과**입니다. 생활습관병을 개선하면 ED 개선으로 이어집니다. 혈관을 젊게 유지하는 것은 몸 조직의 젊음, 발기력 유지로 이어집니다.

뒤에서 자세히 해설하는데, ED 치료약(PDE5 저해약)은 혈관을 확장하는 약이므로 저하된 발기력을 개선해 주는 것입니다.

ED를 자력으로 해결하기 위한 첫걸음은 '왜 ED가

되었는지'의 '왜'를 밝혀내는 것입니다. 부디 '왜'를 생각하면서 근본적인 문제부터 해결해 나갑시다.

[페니스도 사용하지 않으면 퇴화한다]

그렇다면 발기하지 않는 상태가 계속되면 페니스는 어떻게 변화할까요?

여성의 경우 적절한 케어를 하지 않으면 질도 위축되게 됩니다. 이것은 나의 졸저 "여의사가 알려주는 성 취급설명서"에서 상세히 설명하고 있는데, **사용하지 않으면 어떤 장기도 퇴화해 간다**는 것은 남성도 마찬가지입니다.

혈관 속을 흐르는 혈액은 산소와 단백질, 미네랄 등 인체를 구성하는 세포에 필요한 영양을 운반하고 있습니다. 섹스나 마스터베이션을 하지 않아 해면체에 혈액이 흘러들어오지 않는 상태가 계속되면 영양

부족이 되어 음경해면체는 점점 굳어 버립니다.

부엌의 스펀지를 생각해 보십시오. 한동안 물에 담그지 않고 싱크대에 방치하고 있으면 굳어서 단단해져 버립니다. 일단 오그라든 스펀지는 다시 물에 넣어도 부드러움을 되찾지 못합니다.

같은 현상은 남성기 페니스에도 일어날 수 있습니다.

근육을 사용하지 않은 채 굳어지면 **섬유화**가 일어납니다. 일단 섬유화가 일어나면 유연성을 되찾는 것은 곤란합니다.

해면체도 섹스나 마스터베이션으로 정기적으로 혈액을 보내서 유연성을 유지해 두지 않으면 섬유화가 진행되어 필요할 때 발기하지 않게 되는 것입니다.

[성기능 유지를 위해
중노년이야말로
적극적으로 자위를 해야 한다!]

여기서 제가 목소리 높여 권장하는 것이 '자위'입니다.

중노년 이후는 단순한 쾌락뿐 아니라 **'성기능 유지를 위해서 자위를 한다'**고 생각하십시오. 소위 '자위 건강법'입니다.

제가 "적극적으로 자위를 합시다"라고 말하면 "사정을 해도 됩니까?"라는 질문도 받습니다.

확실히 '접이불루(接而不漏)'란 "양생훈(養生訓)"으로 알려진 에도(江戶)시대 의학자 카이바라 에키켄(貝原益軒)의 말입니다. 파트너의 몸에 닿는 것은 권장하면서도 사정까지는 하지 않는다는 것입니다. 이것은 빈번히 사정하면 기(氣, 에너지)를 소모해 버리기 때문에 컨트롤하는 것이 좋다는 생각에 기인하는 것이라고 합니다.

하지만 현대를 사는 중노년의 건강과 성기능 유지를 위해서는 **발기하는 것뿐만 아니라 마지막까지 사정하는 것을 권장**합니다.

앞서 설명하였듯이 사정은 사실 복잡한 메커니즘으로 일어납니다. 부교감신경 우위에서 교감신경이 우위가 되고 방출→방광경부 폐쇄→정액이 요도로 밀려 나온다... 는 매우 복잡한 공정을 거쳐 정액은 체외로 방출됩니다.

사정하면 전립선의 혈류가 좋아지고 정소의 기능도 활발해집니다. **자위를 정기적으로 함으로써 전립선액을 만드는 습관을 들이고, 정액을 분출하는 골반저근을 훈련해 둡시다.**
또 한 최근에는 일정한 사정 횟수를 유지하면 전립선암을 예방할 가능성이 있다는 것도 밝혀졌습니다. 미국의 조사(※8)에서는 한 달에 21회 이상 사정하는 사람은 한 달에 4~7회 사정하는 사람에 비해 전립선 암에 걸릴 위험성이 20% 정도 저하한다는 것이 밝혀 졌다고 합니다.

하지만 자위를 할 때 강한 악력으로 페니스를 쥐어 자극을 가하거나 바닥에 강하게 비비는 등 잘못된 자 위법은 지루나 질내사정(膣內射精) 장애 리스크로 이 어집니다. 짚이는 게 있는 분은 개선하도록 합시다.

최근에는 사정 컨트롤을 위한 트레이닝 컵도 판매 되고 있으므로 걱정되는 분은 구입해 보십시오.

파트너가 있든 없든 중노년부터는 '성기능 유지를 위한 자위'를 적극적으로 해보십시오.

중노년이야말로 성기능 유지를 위해 자위를

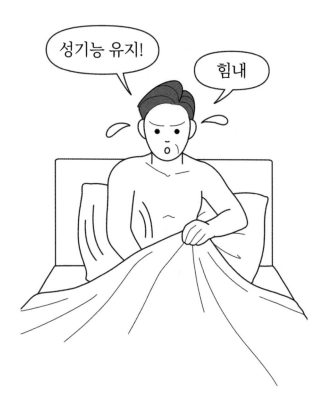

[섹스나 자위로 오르가즘을 얻는 횟수가 많을수록 장수할 수 있다!]

자위나 섹스로 오르가즘을 얻으면 건강에 좋은 영향을 줍니다. 이것은 여러 가지 역사적인 의학 배경에서도 명확합니다.

현대와 같이 의학 기술이 발달하지 않았던 고대 그리스와 고대 이집트 등에서는 의료 치료로 이용했다고 하는 기록이 있습니다. 또한 19세기말, 빅토리아 왕조시대의 영국에서는 전동 바이브레이터가 여성의 히스테리를 치료하는 의료기기로 이용되었다는 충격적인 사실까지 있습니다.

현대 의학에서는 어떨까요?

결론부터 말하면, **오르가즘이 많으면 많을수록 장수할 수 있다**는 것이 여러 연구에서 보고되고 있습니다. 더구나 연령과 성별은 불문합니다.

여기서는 1979년부터 1983년 영국에서 수행된 데이비 스미스와 프란켈 야넬 등에 의한 10년간에 걸친 추적조사(※9)를 소개합니다.

이 연구에서는 주 2회 이상 오르가즘을 얻은 남성의 사망률은 월 1회 이하인 남성의 사망률보다 50%나 낮다는 결론이 얻어졌습니다.

이 연구의 훌륭한 점은 파트너가 있는 섹스에서의 오르가즘도, 자위에서의 오르가즘도 같은 '오르가즘'으로 카운트했다는 점입니다. 즉, **자기 혼자서 주 2회 이상 확실히 사정하고 있다면 사망률을 낮출 수 있다**고도 해석할 수 있을 것입니다. 자위의 가치가 매우 높아진 연구결과라고 생각합니다.

또 한 1998년 펠드만 등의 보고(※10)에 따르면 남성이 오르가즘을 느낀 결과, 디히드로에피안드로스테론(DHEA)이라는 물질이 증가하여 심장병 발증률이 낮아진다는 것이 밝혀졌습니다. DHEA는 몸속에서 염증을 억제하거나 인슐린의 기능을 도와 당뇨병에 걸리는 것을 막는 등 다양한 기능을 가진 호르몬입니다. 근력을 유지하고 동맥경화와 지질 이상증을 개선하는 기능도 있어 미디어에서는 '젊어지는 호르몬'이라고도 불리고 있습니다.

물론, 오르가즘을 얻음으로써 건강해질 수 있는 것은 남성뿐만은 아닙니다. 여성도 오르가즘을 얻으면 불면 해소와 마음 안정으로 이어지는 등 오르가즘의 장점은 여러 연구결과에서 밝혀지고 있습니다.

제4장

ED 치료약부터
발기 보조기구까지...

기운을 되찾는다!
'발기력'을 높이는 훈련

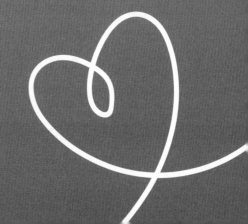

[발기부전(ED)은 병원에서 이렇게 치료한다]

발기부전(ED)은 치료법이 확립되어있는 분야입니다. 인터넷 광고에서 보는 수상한 보충제나 해외 인터넷 통신판매에서 구입하는 약을 먹으면 낫는 것이 아닙니다.

병원에서는 ED 치료를 희망하는 환자에 대하여 일본성기능학회와 일본비뇨기과학회가 공동으로 정리한 'ED 진료 가이드라인'을 바탕으로 치료를 합니다.

병원에서는 우선 ED 치료를 희망하는 환자에게 **생활습관을 개선하도록 지도**합니다. 비만 개선과 혈당치 컨트롤, 동맥경화 예방 등 생활면에서 개선할 수 있는 것은 없는지 찾아가기 위해서입니다.

흡연과 운동 부족, 고지질 식사를 개선하거나, 수면 무호흡증후군이 있는 사람은 치료하여 ED를 초래하는 요인을 제거해 나갑니다.

생활습관 개선과 병행하여 이루어지는 것이 환자

와 파트너의 카운슬링 및 교육입니다. 이 시기에 자신과 상대가 어떤 섹스를 원하고 있는지를 재조정하거나 성에 대한 생각의 차이를 줄여 갑니다.

그래도 여전히 증상이 개선되지 않는 경우는 ED 치료약(PDE5 저해약)을 복용하게 합니다.

일본에서 승인된 **PDE5 저해약은 비아그라, 레비트라, 시알리스 3가지**입니다. 고르는 방법은 뒤에 설명하는데, 모두 일본 국내외에서 충분한 유효성과 안전성 데이터가 보고 되어있는 것이므로 안심하고 복용할 수 있습니다.

하지만 PDE5 저해약을 복용할 수 없는 분도 있습니다. 그중에서도 **협심증과 심근경색 치료약인 니트로글리세린 등의 질산제를 사용하고 있는 사람은 절대로 PDE5 저해약을 복용해서는 안 됩니다.** 혈관이 너무 확장돼서 혈압이 급격히 낮아져 최악의 경우 사망이 이를 수도 있습니다. 질산제에는 먹는 약뿐 아니라, 설하정, 첩부약, 흡입약, 주사, 도포약, 스프레이 등도 포함되어 있습니다.

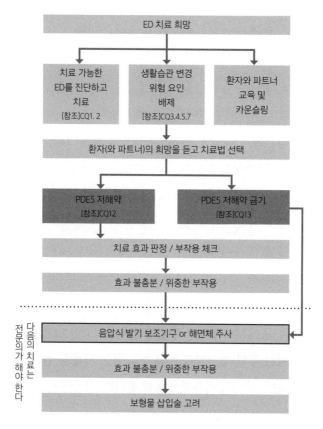

ED 치료의 알고리즘

ED 치료 희망

치료 가능한
ED를 진단하고
치료
[참조]CQ1, 2

생활습관 변경
위험 요인
배제
[참조]CQ3.4.5.7

환자와 파트너
교육 및
카운슬링

환자(와 파트너)의 희망을 듣고 치료법 선택

PDE5 저해약
[참조]CQ12

PDE5 저해약 금기
[참조]CQ13

치료 효과 판정 / 부작용 체크

효과 불충분 / 위중한 부작용

다음의 치료는 전문의가 해야 한다

음압식 발기 보조기구 or 해면체 주사

효과 불충분 / 위중한 부작용

보형물 삽입술 고려

'ED 진료 가이드라인 [제3판]'을 참고하여 작성

또 불임 치료를 하고 있는 사람이나, 약에 의존하고 싶지 않은 사람도 있을 것입니다. 치료에는 'PDE5 저해약을 먹지 않는다'는 선택지도 있습니다.

나아가 PDE5 저해약을 먹어봤지만, 발기가 충분하지 않거나 발기가 풀려 버리는 등 좀처럼 효과가 나타나지 않는 사람도 있습니다. 이러한 상황에 고민하는 사람은 사실 1,400만 명이나 된다는 데이터도 있습니다.

따라서 다음 단계 치료법으로 유효한 것이 **음압식 발기 보조기구** '**비거 2020**'입니다. 비거는 **후생노동성이 인가한 음압식 발기 보조기구**인데, 이것에 대해서는 214쪽에서 상세히 다루겠습니다.

그 외에도 해면체 주사를 맞거나 인공 보형물을 음경해면체에 삽입하는 수술도 있는데, 일본에서는 승인되지 않았습니다.

[ED 치료약은 효과 발휘·지속 시간에 따라 선택]

'비아그라, 레비트라, 시알리스... 모두 이름은 들어 본 적 있는데, 어떤 것을 어떻게 고르면 되는지 모르겠다'고 망설이는 사람도 많을 것입니다. 각 ED 치료약의 특징을 알고 자신이 원하는 섹스 라이프에 맞는 것을 복용하는 것이 포인트가 됩니다.

우선 가장 궁금한 것이 '먹고 몇 분 후에 약효가 나는가?'라는 것일 겁니다. 그림을 보면 알 수 있듯이, **비아그라가 30~60분, 레비트라가 15~30분, 시알리스가 30분~**. 가장 즉효성이 있는 것은 레비트라입니다.

복약 후 효과가 발휘되기까지의 시간	
비아그라	30~60분
레비트라	15~30분
시알리스	30분

다음으로 효과 지속 시간을 살펴봅시다.

단발(單發)로 "지금 곧바로 이 한 방에 끝내고 싶다"는 사람은 빨리 효과가 나타나는 레비트라가 적합합니다.

한편, 시알리스는 은은하게 장시간 작용하는 특징이 있습니다.

예를 들어, 이제 막 사귀기 시작하여 육체관계가 없는 파트너와 처음 온천여행을 간다고 합시다.

'혹시 섹스할지도 모르고, 안 할지도 모른다'

'섹스를 한다면 숙소에 도착하고 곧바로 할까?'

'아냐, 우선은 온천에 들어가서 한숨 돌린 다음에. 여기서 어른다운 여유를 보여야지'라고 생각할지 모릅니다.

사귄지 얼마 되지 않은 커플은 몸을 섞는 타이밍도 예측하기 어려운 법입니다. 상대도 두근두근하면서 당신의 접근을 기다리고 있을지 모릅니다.

만일 섹스에 도달하는 타이밍을 예측할 수 없을 때 효과가 빨리 나타나는 비아그라를 먹는다면 '위험해! 이제 30분 안에 섹스해야 해'라고 생각해 정신적으로 몰리게 되어 본말전도(本末顚倒) 됩니다.

즉, **마음에 여유를 갖고 싶을 때는 시알리스를 선택해야** 합니다. 지속 효과가 길기 때문에 '언제 섹스할까' 타이밍을 걱정하지 않을 수 있다는 것도 최대 장점입니다.

참고로 '36시간 지속된다'고 하면, '응? 계속 발기된 채!?'라고 불안하게 생각할지 모릅니다만, 성적 자극을 받았을 때만 발기하므로 안심하십시오.

ED 치료약의 효과 지속 시간

	비아그라	레비트라	시알리스
Cmax(mg/L) 최대 혈중농도가 어느 정도 되는가	192	18.35	292
Tmax(h) 혈중농도가 최대가 되기까지 걸리는 시간 (효과의 빠르기)	0.9	0.75	3
T1/2(h) 혈중농도가 MAX에서 절반으로 되기까지 걸리는 시간	3.35	3.98	13.6
복용하고 효과를 실감할 수 있는 지속시간(h)	4~5	5~10	36

레비트라의 Tmax(효과의 빠르기)는 0.75시간(45분)으로 빠르다. 한편,
시알리스는 혈중농도가 최대가 된 후에 반감하기까지 13시간으로
효과가 길다는 것을 알 수 있다.

　더 구체적으로 설명하면, 금요일 밤 섹스를 하고 토
요일 아침에도 느긋하게 모닝 섹스를 즐기고, 그리고
또 그날 밤에도 섹스를 할 수 있다... 고 할까요? 주말을
둘이서 여유 있게 보내고 싶다, 스킨십하고 싶다고 할
때 적합한 시알리스는 1알로 2번, 아니 그 이상 효과를
볼 수 있는 '매력적인' 약이라고 할 수 있을 것입니다.
해외에서는 '위크엔드 필'이라고도 불리며, 가정 내에

서도 시알리스를 사용하는 사람이 많다고 합니다.

[알아두어야 할 ED 치료약의 부작용]

부작용에 대해서도 알아 둡시다.

'ED 진료 가이드라인'에 따르면, 가장 큰 부작용은 **두통과 열감**입니다. ED 치료약(PDE5 저해약)은 혈관을 확장 시키므로 페니스뿐 아니라 그 이외의 말초 혈관도 넓어지기 때문입니다.

또 한 소화불량과 코막힘, 경우에 따라서는 현기증과 배부통(背部痛), 매우 사례는 적지만 지속성 발기(약을 먹으면 발기가 계속된다) 증례 보고도 있습니다.

병원에서는 두통에는 록소닌, 카로날 등의 진통약이 처방됩니다. 하지만 원래 편두통 지병이 있는 분은 "발기는 되었지만, 두통으로 섹스에 집중할 수 없다"는 사태를 피하기 위해 두통 부작용이 가장 적은 레비트라를 권장합니다.

열감 부작용에 대해서는 특히 고혈압이나 당뇨병인 분은 주의가 필요합니다. 안면이 홍조해서 마치 술을 먹은 것처럼 보이는 경우도 있습니다.

얼굴이 달아오른 상태에서 운전할 때, 검문이나 순찰의 대상이 된다면 어떻게 할까요? "저, 사실은 비아그라를 먹어서..." 라고 생판 모르는 경찰관에게 말하는 것은 조금 멋쩍을 것입니다. 꼭 운전해야 하는 사람은 시알리스를 선택하는 것도 한 가지 방법입니다.

3가지 ED 치료약과 부작용

부작용	비아그라	레비트라	시알리스
두통	12.74%	5.59%	11.3%
열감	10.2%	15.7%	3.5%
소화불량	0.6%	1.0%	2.3%
코막힘	0%	3.0%	1.2%
현기증	0.6%	0.4%	0%
배부통(背部痛)	0%	0%	1.9%
지속 발기증	수 명	1명	0명

[데이트 시 주의! ED 치료약과 식사의 관계]

여기서 문제입니다. 그녀와 여유롭게 저녁을 즐기고 그대로 섹스를 하고 싶다 – 이런 때는 비아그라, 레비트라, 시알리스 중 어느 ED 치료약을 먹으면 좋을까요?

PDE5 저해약은 입으로 먹는 약입니다. 식사를 하면 위장(胃腸)에는 소화를 위해 더 많은 혈액이 흘러들어옵니다. 그러면 모처럼 페니스에 모이려던 혈액이 위장으로 모여 약의 효과가 줄어들게 됩니다.

특히 비아그라는 식사의 영향을 크게 받는 약입니다. 비아그라는 공복 시에 먹고 공복인 채로 섹스를 하는 것이 기본이 됩니다.

레비트라도 기름진 식사에 매우 영향을 받기 쉬운 약이므로 돈까스 카레나 튀김덮밥 등을 먹은 후에 복용하면 효과가 낮아진다는 것이 밝혀져 있습니다.

거꾸로 시알리스는 식사의 영향을 별로 받지 않으므로 공복 시에도, 식전 식후에도 언제라도 복용할 수 있지만, 공복 시에 먹는 것이 위장(胃腸)으로 혈액이 흘러가지 않으므로 발기에는 더욱 효과적입니다.

즉, '그녀와 저녁 식사를 즐긴 후에 섹스를 하고 싶다'고 생각할 때는 비아그라나 레비트라가 아니라, 시알리스를 선택하는 것이 정답이 됩니다.

3가지 ED 치료약과 식사의 영향	
비아그라	흡수·효과 발현 지연 공복 상태에서 복용 → 공복 상태에서 섹스
레비트라	고지방 식사로 효과 감소 식사의 영향을 받는다 → 식사를 하는 경우에는 아주 조금만
시알리스	없음 식후에 마음 편히 섹스할 수 있다

[주의! 인터넷 'ED 치료약' 통신판매의 함정]

ED 치료약은 비급여 진료가 되므로 병원에 따라서 가격은 다릅니다.

그중에서도 비아그라는 1,000엔 정도로 가장 저렴합니다. 섹스는 대체로 딱 한 번뿐이 아니므로 빈번히 사용하고 싶은 사람에게는 '가장 지갑에 부담 없는 약'이라고 할 수 있을 것입니다.

효과의 빠름과 발기의 딱딱함에 집착하는 사람에게는 레비트라를 권장합니다.

시알리스는 가장 비싸다고 생각되는데, 부작용과 식사 영향이 적음, 그리고 지속 시간의 길이를 생각하면 결과적으로 가성비가 좋다고도 할 수 있습니다.

때로 "인터넷에는 더 싸게 파는 약도 있습니다"라는 이야기도 들리지만, 꼭 알아 두어야 할 것은 **저렴한 ED 치료약은 매우 리스크가 높다**는 것입니다.

인터넷 등 비정규 루트에 나돌고 있는 위조 ED 의 약품은 일본에서는 43.6%, 태국에서는 67.8%였다는 데이터(※11)도 있습니다. 즉, 2개 중 1개는 가짜 약이라는 것이 됩니다.

"가짜 약에 속아서 효과가 없었다"고 원통해 하는 것은 그래도 낫습니다.

그중에는 도료(塗料)와 인쇄용 잉크 등 오염물질과 건강피해를 일으키는 유해물질까지 들어 있는 것도 있습니다. 구체적으로는 암페타민(각성제의 일종) 카페인, 기생충약 메트로니다졸 등입니다.

또 한 일본의 보고에서도 가짜 시알리스나 가짜 비아그라에는 혈당 강하약 '글리벤클라마이드'가 들어 있다는 것이 밝혀졌습니다. 평소 당뇨병으로 혈당치를 컨트롤하고 있는 사람이 필요 이상으로 혈당 강하약을 먹으면 어떻게 될까요? 혈당치가 너무 내려가서 '저혈당증'을 일으킬 위험성이 있습니다. 심한 저혈당 발작은 의식 소실과 경련, 뇌의 후유증 등을 일으켜 생명에 위협이 됩니다.

가짜 약에 혈당 강하약이 사용되고 있는 이유로는 경도의 저혈당에 의해 머리가 멍해지는 감각이 오르가즘 때의 그것과 비슷하기 때문이라는 설도 있습니다. 가짜 약으로 인위적으로 저혈당 상태를 일으켜 먹은 사람에게 '이 약은 효과가 있다!'고 생각하게 하여 반복해서 이용하게 하다니... 참으로 무섭습니다.

건강피해를 일으킬 수 있는 가짜 약. 부디 "싸니까"라는 이유로 안이하게 손을 대는 것은 삼가십시오.

3가지 ED 치료약의 효과와 가격의 대략적 기준

❶강함·즉효성	레비트라 > 시알리스 > 비아그라
❷지속력	시알리스 > 레비트라, 비아그라
❸마음의 여유 (자신의 타이밍)	시알리스 > 레비트라, 비아그라

비아그라	1알 1,000엔 (세금 포함)	횟수를 생각하면 가장 싸게 구입할 수 있다
레비트라	1알 1,500엔 (세금 포함)	강한 효과를 빨리 얻을 수 있다 (기름진 식사는 피한다)
시알리스	1알 2,000엔 (세금 포함)	1알로 밤·아침·밤 3회 섹스한다고 생각하면 가장 저렴. 부작용과 영향도 가장 적다

㈜ 토미나가 페인 클리닉 ED 외래의 처방 가격입니다(제네릭 포함).

[음압식 발기 보조기구 '비거 2020'으로 페니스 안티에이징]

여기까지 비아그라와 레비트라, 시알리스 등 PDE5 저해약에 대해서 설명하였는데, 앞서 설명한 바와 같이 이러한 것들을 복용할 수 없는 사람도 있습니다. 또한 자력으로 발기를 유지하고 싶다고 생각하는 분도 있을 것입니다.

그런 분에게 한 줄기 빛이 될 수 있는 것이 **음압식 발기 보조기구(陰壓式 勃起 補助器具) '비거 2020'**입니다. 비거는 후생노동성이 인가한 음압식 발기 보조기구이며, 음압(내부의 압력이 외부보다 낮은 상태)을 이용하여 페니스의 혈류를 촉진해서 잠자고 있던 혈관을 깨워줍니다.

혈관에 혈액이 흘러들어옴으로써 페니스에 영양과 산소를 보내 해면체의 유연성이 유지되어 발기력 유지로 이어진다는 원리입니다. 해면체가 딱딱해져 버리면 굳어진 스펀지처럼 된다는 것(섬유화)은 앞에서 설명한 바와 같습니다.

반복되는 얘기지만, 페니스의 가느다란 혈관은 심장에서 멀리 떨어진 곳에 있습니다. 심장에서 나온 혈액이 등 쪽에서 내려와서 골반 가장 뒤에서 바닥 (골반저근)을 거쳐 몸의 전면에 있는 페니스에 도착합니다. 이 멀고 가느다란 길의 혈관 어딘가가 동맥경화로 막힌다면... 당연히 생각대로 발기에는 이르지 않습니다.

ED 치료와 예방에는 혈관의 젊음을 유지하는 것이 무엇보다도 중요합니다. 그 의미에서도 비거는 매우 이치에 맞는 것입니다.

사용방법은 매우 간단합니다.

실린더와 펌프를 튜브로 연결하고 실린더에 3개의 패킹을 포개듯이 부착합니다.

다음에 페니스의 뿌리에 링을 장착하고 미끄러짐

을 좋게 하기 위해 전용 윤활제를 바릅니다. 전용 윤활제에는 냄새를 맡는 것만으로 남성호르몬(테스토스테론) 농도 증가가 확인된 '로만 카모마일 정유(精油)'와 혈류를 개선하는 '은행잎 추출물' 등이 배합되어 있습니다.

준비가 갖춰지면 이제 삽입입니다. 귀두부를 패킹의 구멍에 대고 펌프를 몇 차례 움켜쥐면 귀두가 실린더 속으로 들어갑니다. 페니스 전체가 실린더 안에 들어가면 10초 이상 기다리고 천천히 펌프 조작을 반복합니다.

이것을 1일 10분 합니다. 섹스 시에도 실리콘 링을 페니스의 뿌리에 장착하고 비거를 사용하여 발기하면 최대 30분간은 즐길 수 있습니다.

토미나가 페인 클리닉에서는 2022년 5월부터 8주간, 25명의 남성을 대상으로 '비거 2020'을 사용한 발기 훈련 임상시험을 실시하였습니다.

그 결과,

· 시술한 직후에는 페니스가 굵고 길어진 상태가 계속되었다

· 귀두가 커졌다

· 페니스의 크기가 상승했다(길어졌다)

· 페니스로의 혈류가 증가하여 무거움을 느끼게 되었다

· 성욕이 증가하였다

· 기분까지 전향적이 될 수 있었다

등의 보고를 많이 받았는데, 이러한 효과가 겨우 8주 만에 나왔다는 것에 저 자신도 놀랐습니다.

음압식 발기 보조기구 '비거 2020'

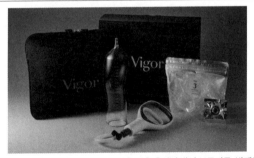

'비거 2020'은 관리의료기기(등급Ⅱ) 승인을 얻은 음압식 발기 보조기구. 발매원인 주식회사 A&HB의 홈페이지에서 취급하고 있는 의료기관을 검색할 수 있다. (주식회사 A&HB https://aandhb.com/)

※토미나가 페인 클리닉에서도 취급하고 있다.

이것을 읽는 사람 중에는 섹스 시 발기 보조기구 사용을 주저하는 분도 있을지 모릅니다만, '비거 2020'은 의료기구입니다. 발기부전 치료의 일환으로 의사에게 처방받았다는 것을 파트너에게 얘기하면 이해를 얻을 수 있지 않을까요?

"이제 나이가 되었으니까..."

"지병이 있어서 ED 치료약을 먹을 수 없으니까"

그런 이유로 섹스를 포기하지 않아도 되는 시대는 이미 도래했습니다.

[발기 풀림 대책에는 '골반저근 훈련'을]

저녁이 되면 러닝이나 워킹에 열중하는 중노년 남성의 모습이 보입니다. 이것도 단순한 다이어트나 생활습관병 예방이 목적이라고 한다면 매일 계속하는 것은 어려운 법입니다. 하지만 이것이 '더 좋은 섹스'를 위한 것이라고 한다면 귀찮아하는 운동에 대한 모티베이션이 조금은 상승하지 않을까요?

162쪽에서 설명하였듯이, **발기의 열쇠를 쥐고 있는 것은 '신경·혈관·근육'**입니다. 이것이 삼위일체가 되어 발기력과 사정력 개선으로 이어집니다. 만일 비거 및 PDE5 저해약 등을 이용한 접근방법이 효과를 발휘하여 성공적으로 페니스에 혈액이 흘러도 거기에 채워진 혈액을 일정 시간 제대로 유지할 수 없다면 섹스 중에 페니스가 시들어버리는 '발기 풀림'이 일어납니다.

신경이 요인이라면 스트레스를 줄이고 자위로 성적 자극을 페니스에 전달하여 발기할 수 있도록 자주적으로 훈련을 하거나, 섹스 카운슬링을 활용하는 것도 대책의 하나입니다. 혈관의 젊음을 유지하기 위해서는 당뇨병과 고혈압, 동맥경화 예방 및 생활습관 개선도 중요하지만, 이러한 것들은 자신의 의식만으로는 어떻게 할 수 없는 부분이 많은 것도 현실입니다.

따라서 중요한 것이 **'골반저근', 다른 이름으로는 '섹스근'**입니다. '신경·혈관·근육' 중 유일하게 스스로 단련하여 컨트롤할 수 있는 것이 골반저근입니다.

이 **골반저근을 자력으로 단련하는 운동의 대표적인 예가 스쿼트와 워킹**. 스쿼트와 워킹, 러닝에 의한 '골반저근 훈련'은 자신의 의식 하나로 실천할 수 있는 것이 장점입니다.

224쪽에서는 스쿼트 방법을 설명합니다. 스쿼트는 자택에서도 할 수 있는 근육운동의 대표적인 메뉴인데, 올바른 자세와 폼으로 하는 것은 의외로 어려운 법입니다. 특히 스쿼트는 잘못된 방법으로 하면 효과를 얻을 수 없을 뿐 아니라, 무릎과 고관절을 다치게 되므로 주의가 필요합니다.

이 책을 손에 들고 있는 분 중에는 코로나 팬데믹 동안 운동하는 습관이 부쩍 줄어든 분도 있을지 모릅니다. 하지만 중노년이 되면 어느 정도 의식적으로 몸을 움직이는 기회를 얻지 않으면 근력 저하는 피할 수 없습니다. 239페이지 에서 상세히 설명하겠지만, 남성의 경우, 근력이 저하하면 성욕을 관장하는 기능을 가진 호르몬인 테스토스테론 분비도 감소하게 됩니다.

몇 살이 되어도 계속 성생활을 즐기고 싶다, 죽을 때까지 섹스를 하고 싶다 - 그런 호색심이야말로 운동의 최대 모티베이션이 될 것입니다. 부디 비는 시간을 유효하게 활용하여 스쿼트를 습관으로 삼아 보십시오.

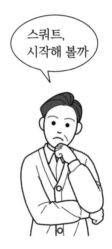

스쿼트하는 법

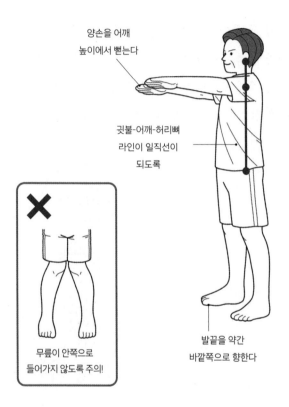

양손을 어깨
높이에서 뻗는다

귓불-어깨-허리뼈
라인이 일직선이
되도록

✕

무릎이 안쪽으로
들어가지 않도록 주의!

발끝을 약간
바깥쪽으로 향한다

1 양손을 어깨높이에서 뻗고 다리를 어깨 넓이로 벌리고 선다.

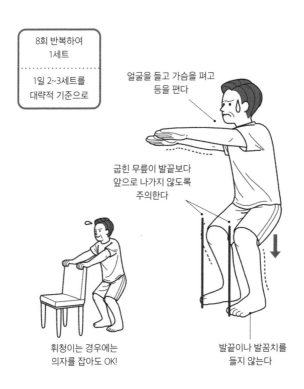

8회 반복하여
1세트

1일 2~3세트를
대략적 기준으로

얼굴을 들고 가슴을 펴고
등을 편다

굽힌 무릎이 발끝보다
앞으로 나가지 않도록
주의한다

휘청이는 경우에는
의자를 잡아도 OK!

발끝이나 발꿈치를
들지 않는다

❷ 엉덩이를 수직으로 내린다는 이미지로 무릎을 굽힌다. 코로
천천히 숨을 들이마시면서 허리를 내리고, 입으로 숨을 뱉으
면서 일어난다. 시선은 약간 위쪽으로 향하고 턱이 들리지
않도록 주의한다.

[눕는 것만으로 섹스근을 단련하는 '러브 코어']

발기력을 훈련하기 위해서는 매일의 스쿼트와 러닝이 중요. 그렇게 머리로 이해하고 있어도 "매일 운동을 계속하는 것은 좀처럼 어려워!"라고 애원하고 싶은 것도 이해할 수 있습니다.

그런 분에게 권장하고 싶은 것이 골반저근(섹스근)을 단련하는 EMS '러브 코어K'입니다. 이것은 앉은 채로든, 누운 채로든 자택에서 골반저근을 단련할 수 있는 트레이닝 머신입니다.

EMS란 Electrical Muscle Stimulation의 약자입니다. 근육에는 전기가 흐르면 수축하고 흐르지 않을 때는 풀어지는 성질이 있습니다. 이것을 이용한 것이 EMS입니다. EMS로는 직접 근육에 전기자극을 보냄으로써 근육의 수축을 촉진하여 운동효과를 얻을 수 있습니다. 가전양판점에서 EMS을 이용한 복근 단련

기계나 마사지 기기를 본 적이 있을지도 모릅니다.

러브 코어는 저주파에서 고주파까지의 폭넓은 주파수를 조합한 '광역 변조파'라는 전기자극으로 근력을 직접 자극하여 골반저근을 강화해 가는 것이 특징입니다.

EMS라면 "전기자극의 찌릿찌릿한 감각이 싫다"는 분도 있는데, 러브 코어의 '광역 변조파'에서는 찌릿찌릿한 느낌은 거의 없이 안쪽 근육까지 깊이 자극이 전달됩니다.

사용 방법은 패드를 음경의 접합부에 붙이고 눕는 것뿐입니다. 곧바로 골반저근이 자극되어 페니스가 서는 감각이 부활합니다.

여성의 경우 골반저근의 느슨함은 요실금과 빈뇨로 이어지는데, 러브코어는 여성의 골반저근 훈련에도 유용하여 남성과 마찬가지로 패드를 붙이고 눕기만 하면 골반저근 자체를 격렬하게 자극합니다. 패드를 바꿔가면서 부부가 공유해 보는 것도 좋을 것 같습니다.

참고로 러브코어는 일반기기에서는 취급할 수 없는 고출력(12만 5000Hz)을 채용하고 있어 사용을 위해서는 의사의 진단이 필요하므로 주의하십시오.

'러브코어K'를 남성이 사용한 경우

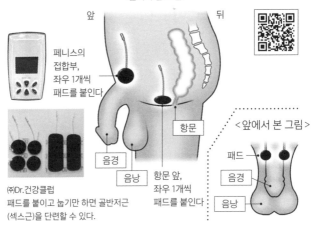

<옆에서 본 그림>

앞   뒤

페니스의
접합부,
좌우 1개씩
패드를 붙인다

항문

음경

음낭

항문 앞,
좌우 1개씩
패드를 붙인다

<앞에서 본 그림>

패드

음경

음낭

㈜Dr.건강클럽
패드를 붙이고 눕기만 하면 골반저근
(섹스근)을 단련할 수 있다.

〈광역변조파(廣域變調波)의 이미지〉

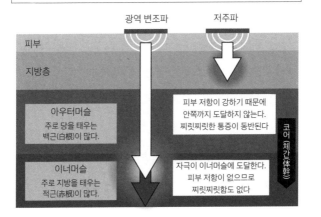

광역 변조파   저주파

피부

지방층

아우터머슬
주로 당을 태우는
백근(白根)이 많다.

이너머슬
주로 지방을 태우는
적근(赤根)이 많다.

피부 저항이 강하기 때문에
안쪽까지 도달하지 않는다.
찌릿찌릿한 통증이 동반된다

자극이 이너머슬에 도달한다.
피부 저항이 없으므로
찌릿찌릿함도 없다

코어(체간(体幹))

[성욕 회복의 열쇠를 쥔 '테스토스테론']

여기까지 발기력을 되찾는 다양한 접근방법을 소개해 왔는데, "애초에 섹스를 할 생각이 좀처럼 들지 않는다", "옛날보다 욕구가 없어진 것 같다"는 분도 있을지 모릅니다.

물론 섹스를 한다, 안 한다는 개인의 자유이고, 최근에는 타자에 대해 성적 욕구·연애 감정을 갖지 않는 '어섹슈얼(무성애)'이라는 말도 있습니다.

하지만, 만일 젊은 시절과 같이 밀려오는 성적 충동을 되찾고 싶다, 다시 섹스를 즐기고 싶다고 생각하는 사람은 **'테스토스테론'**에 주목해 보는 것도 권장합니다.

테스토스테론은 남성호르몬의 주축이 되는 것으로, 95%가 고환에서, 나머지 5%가 부신에서 만들어지고 분비됩니다.

테스토스테론에는 다음과 같은 기능이 있습니다.

① 근육·골격의 성장을 촉진한다
② 성욕·성충동을 일으킨다, 발기 스위치를 켠다
③ 전향적 사고·의욕·집중력을 일으킨다

테스토스테론이 감퇴하면 성욕이 저하하고, 아침 발기를 하지 않게 되는 등 성충동에 대한 영향뿐 아니라, 근육량 저하와 대사증후군, 심근경색, 뇌경색 등 심혈관계 질환도 일어나기 쉬워집니다.

나아가 "사람 이름이 생각나지 않는다" 같은 기억력 저하와 "이렇다 할 심적 스트레스도 없는데 기분이 우울하다" 같은 침울함과 짜증, 이명(耳鳴)과 냉(冷) 같은 자율신경계에 대한 영향도 나타납니다.

여러분은 최근 아침 발기를 하고 있습니까? '그러고 보니, 한동안 안 했는지도...'라는 분은 테스토스테론 수치가 감소하고 있을지 모릅니다.

테스토스테론은 하루 중에도 시간대에 따라 방출

되는 양이 변화합니다. 이것을 '일내변동(日內変動)'
이라고 합니다.

**테스토스테론 수치는 아침에 높고, 저녁에 낮아지
는** 특징이 있으므로 기상이 가까워짐에 따라 테스토
스테론 수치가 상승하여 아침 발기가 일어납니다. 그
때문에 **아침 발기를 이용한 '모닝 섹스'는 테스토스테
론 수치를 생각해도 이치에 맞는 선택이라고 할 수 있
습니다.** 거꾸로 체내의 테스토스테론양이 감소하면
저절로 아침 발기 횟수도 줄어들게 되는 것입니다.

테스토스테론의 원재료는 콜레스테롤입니다. 콜레
스테롤이라고 하면 몸에 나쁜 것이라는 이미지가 있
는데, 적절한 정도의 콜레스테롤은 우리의 몸에 필수
적인 것입니다. 채식주의자 혹은 과도한 다이어트를
하고 있는 사람은 테스토스테론의 원재료가 되는 콜
레스테롤이 부족해집니다. 역시 여기서도 '균형 잡힌
식사가 중요'하다는 것은 보편적 진리인 것입니다.

[테스토스테론은 약국에서도 살 수 있다]

테스토스테론은 매우 중요한 호르몬이지만, 남성의 경우, 20대 전반을 정점으로 하여 가령(加齡)과 함께 감소해 갑니다. 또 스트레스와 수면 부족 등의 영향을 크게 받으며, 감소 방식에 개인차도 있습니다.

여성의 경우, 여성호르몬 에스트로겐은 갱년기부터 급속하게 감소하는데, 남성의 경우, 테스토스테론은 **연령과 함께 서서히 줄어 갑니다.** 그 때문에 여성에 비해 **남성의 갱년기 장애는 알기 어렵다**고도 합니다. 호르몬의 영향이라고는 전혀 알지 못하고, 이유도 모른 채 불쾌한 증상만이 쌓이고 치료법도 명확해지지 않은 상태에서 혼자 고민과 증상을 안고 있는 케이스도 드물지 않습니다.

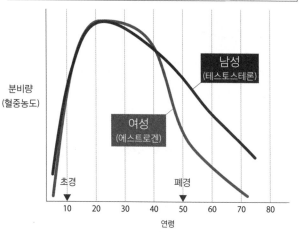

연령에 따른 성호르몬의 변화

분비량
(혈중농도)

남성
(테스토스테론)

여성
(에스트로겐)

초경

폐경

10 20 30 40 50 60 70 80

연령

여성은 폐경 전후에 성호르몬이 급감하지만,
남성은 완만하게 줄어 간다.

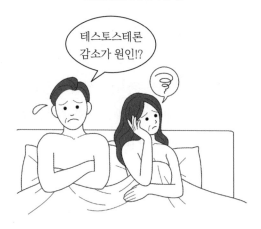

하지만, '성욕 부활·의욕 호르몬' 테스토스테론이 줄어든다고 해서 특별히 비관적이 될 필요는 없습니다.

우선 테스토스테론은 운동에 의해 증가한다는 것이 밝혀져 있습니다. 그중에서도 효과적인 것이 **스쿼트**입니다(224쪽 참조). 골반저근을 단련할 뿐 아니라 테스토스테론을 증가시키기 위해서도 효과적이라면, 이제 스쿼트를 매일 하지 않을 수는 없을 것입니다.

또한 테스토스테론은 약제로도 보충할 수 있습니다. 테스토스테론을 배합한 남성호르몬 크림제 **'글로민®'**입니다. 사용방법은 보통의 바르는 약처럼 손가락 끝에 2cm 정도 짜서 하루 아침저녁 2회 또는 아침 1회, 음낭 뒤 또는 턱 아래에 바릅니다. 약국에서도 구할 수 있지만, 토미나가 페인 클리닉에서도 처방하고 있습니다. "발기 개선 약이므로 사는 것이 부끄럽다"는 분은 온라인 진료를 이용해 보십시오.

남성호르몬 크림제 '글로민'(제1류 의약품)

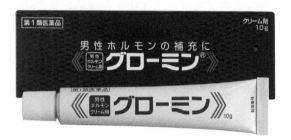

유효성분으로 남성호르몬인 테스토스테론을 배합한 의약품. 일부 병원과 약국에서 구할 수 있다. (다이토(大東)제약공업 HP 참조: https://daito-p.co.jp/)

[여성에게도 남성호르몬은 필수]

"30에 매력 넘쳐, 40에 한창 하고, 50에 쾌감 절정, 60에 열중하고, 70에 올 정도, 80에 의욕 발휘, 90에 역시 힘들어, 100에 극락왕생"이라는 오랜 속담이 있습니다. 이것은 여성이 연령이 증가할 때마다 성욕도 쾌락도 증가해 감을 나타내는 것입니다. 사실은 이 속담도 테스토스테론이 관계하고 있다고 할 수 있을지 모릅니다.

테스토스테론이 분비되는 것은 남성의 몸뿐이라고 생각될지 모르지만, 사실은 **여성의 몸에서도 테스토스테론은 만들어지고 있습니다.** 남성의 몸에서 테스토스테론은 고환과 부신에서 만들어져 분비되는데, 여성의 경우, 난소와 부신에서 테스토스테론이 만들어지고 있습니다. 그 양은 남성의 1/10 정도라고 합니다.

여성이 갱년기 이후 여성 호르몬 에스트로겐이 급격히 줄어도 테스토스테론 수치가 어느 정도 유지되고 있으므로 상대적으로 테스토스테론이 많아집니다. 그 때문에 여성 중에는 연령이 증가할수록 성적으로 적극적이 되는 사람이 있다고 생각되는 것입니다.

또한 여성의 갱년기장애 치료에도 테스토스테론 치료는 유용합니다. 이렇게 말하는 저 자신도 과거에는 일에 지장을 초래할 정도의 심각한 갱년기 장애를 겪은 사람 중 한 명입니다. 그 때, 의사의 지도 아래 여성호르몬 보충요법에 더하여 테스토스테론 보충요

법도 시행하였습니다. 지금도 아침에 '일어나는 것이
힘들다...'고 생각될 때에는 앞서 소개한 글로민을 바
르고 있습니다.

의사, 경영자, 작가, 유튜버 등 여러 일을 동시에 하
고 있는 입장에서는 활력과 리더십, 적극성을 지지해
주는 '의욕 호르몬'인 테스토스테론이 필수입니다.
덕분에 근육이 잘 생기게 되어 이두근도 마초가 되었
습니다(웃음). 호르몬은 많아도 적어도 좋지 않으므
로 파트너가 고민하고 있다면 의사와 상담해 보도록
권해 보십시오.

[의학적으로도 올바른
'하체에 효과적인' 식사 메뉴]

당신은 데이트 '필승 메뉴'가 있습니까? 장어, 아니
면 고기구이인가요? 여기서는 의학적, 영양학적으로
도 올바른 중노년 남성의 '하반신에 효과적인' 식사
메뉴를 해설하겠습니다.

결론부터 말하면, **두부요리, 회정식, 그리고 이탈리안(지중해요리)를** 권장합니다. 모두 여성이 좋아할 만한 요리인데, 특별히 여성의 비위를 맞춘 것은 아닙니다.

중노년이 되면 발기에 대한 불안과 긴장은 늘 따라다니는 법입니다. 따라서 불안과 긴장을 이겨내기 위해 필요한 것이 **뇌내 신경전달물질 '세로토닌'**입니다. 세로토닌에는 스트레스 경감 효과가 있습니다. 이 물질은 뇌내에서 만들어지는데, 재료에는 필수 아미노산인 트립토판이 필요해집니다. 필수 아미노산도 몸 안에서 자연히 만들어지는 것이 아니라, 몸 밖에서 들여와야 하는 것입니다.

세로토닌의 원료가 되는 트립토판이 풍부하게 함유되어 있는 식재료로 콩제품, 치즈와 유제품, 고기와 생선, 쌀을 들 수 있습니다. 이러한 식재료를 섹스 전에 섭취하면 **'자신은 확실히 트립토판을 섭취했으니 틀림없이 섹스도 잘 될 것이다!'**라는 자기 암시 효과도 기대할 수 있습니다.

우선 권장하는 것이 **두부요리**입니다.

두부는 단백질이 풍부하지만 칼로리는 적고 배도 더부룩하지 않습니다. 특히 위(胃)의 더부룩함은 ED 치료약을 먹고 있는 사람이 피해야 할 증상입니다. 비아그라나 레비트라에 비해 시알리스는 식사의 영향을 잘 받지 않는다고 하지만, 기름진 식사를 하면 약 흡수율이 나빠지기 때문에 가능한 한 위(胃)의 더부룩함을 일으키는 메뉴는 피하는 것이 현명합니다.

이 책을 읽고 있는 분 중에는 '역시 섹스 전에는 고기구이로 확실하게 에너지를 얻고 싶다!'고 생각하는 사람도 있을 것입니다. 확실히 쇠고기에는 두부보다 트립토판이 풍부하게 함유되어 있습니다.

하지만 쇠고기 등의 동물성 단백질에는 '발린, 로이신, 이소로이신' 등 BCAA라고 불리는 아미노산이 함유되어 있는데, 트립토판을 뇌가 흡수하기 어렵게 한다는 함정이 있습니다. **효율적으로 트립토판을 흡**

수하기 위해서는 역시 콩 등의 식물성 단백질을 섭취할 것을 권장합니다.

고기구이집에 가서 맥주를 먹고 김치를 주문하고 갈비를 먹고 마무리로 비빔밥… 이렇게 되면 이제 배가 꽉 차서 ED 치료약의 효과도 기대감도 약해진다는 것을 여기까지 읽은 분이라면 알수 있습니다.

다음으로 **회정식**은 어떨까요?

생선에도 트립토판이 풍부하게 함유되어 있습니다. 앞서 설명했듯이 동물성 트립토판은 BCAA가 뇌로 흡수되는 것을 저해하므로 불리하다고 생각할 수 있는데, 사실은 탄수화물 및 비타민B6와 함께 섭취하면 BCAA가 근육에 작용하여 뇌내 트립토판 합성이 촉진됩니다. 여기서는 생선만으로 트립토판을 섭취한다기보다는 밥, 비타민B6와 함께 섭취하는 이미지입니다. 부디 과식에는 주의하십시오.

또 권장하는 메뉴 중에 가장 멋진 분위기가 **이탈리안(지중해요리)**. 특히 적극적으로 섭취해야 할 것이

토마토입니다.

토마토의 빨간색의 원료가 되는 리코펜은 우수한 항산화 작용이 있어 동맥경화와 암, 특히 전립선암 예방에 효과적입니다. 무엇보다 체내에 흡수된 리코펜은 간 이외의 장기 중에서는 고환에 축적되는 양이 가장 많다는 것도 포인트. 고환에 직접 작용하여 노화를 억제하므로 **'토마토는 고환의 안티에이징 식재료'**라고도 할 수 있을 것입니다.

나아가 마늘에 함유된 '알리신'은 몸을 따뜻하게 하여 혈류를 개선해 줍니다. 또한 이탈리아요리에 필수적인 올리브오일에는 항산화 작용이 있어 혈관(즉, 여기서는 음경동맥)의 노화를 막아 페니스도 젊게 유지해 줍니다.

단, 주의할 것은 될 수 있는 한 파스타, 피자 등 탄수화물은 섭취하지 말 것. 토마토와 바질, 모차렐라 치즈의 카프레세 같은 전채(前菜)로 가볍게 끝내두는 것도 좋을 것입니다.

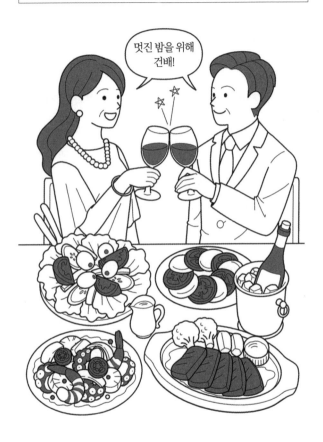

어떤 요리도 섹스 전에는 배불리 먹지 않는 것이 철칙. ED 치료약은 페니스의 혈관을 확장하는 것입니다. 하지만 그녀와의 식사에서 배를 가득 채워버리면 몸은 소화흡수를 하기 위해서 위(胃)와 장(腸)에 혈액이 모이게 되어 모처럼 먹은 약의 효과도 격감되어 버립니다.

참고로, 약간 출출했을 때의 '간식'으로 권장하는 것이 **바나나 주스**입니다. 바나나에는 세로토닌의 원재료인 트립토판과 비타민B6, 탄수화물이 균형적으로 함유되어 있습니다. 중노년이 되면 혈당치도 걱정되므로 여기서는 부디 설탕을 사용하지 않은 것을 선택해 주십시오.

참고로, 이전에 저는 아주 유명한 호텔에서 1잔 2,000 엔이라는 고급 바나나 주스를 보고, "도쿄에는 엄청난 바나나 주스가 있구나"라고 놀랐습니다. 역시 1잔 2,000 엔까지는 좀 무리더라도 부디 데이트에서 맛보시기 바랍니다.

[ED 치료약 효과를 최대 발휘 하는 '최상의 데이트 플랜']

"최근 안 서는 건 아닌데, 도중에 시들어 마지막까지 가지 못하는 경우도 많다. 이제 막 사귀기 시작한 10살 연하인 그녀와 오늘은 호텔에 가게 될지도. 오늘의 데이트는 절대로 실패할 수 없다...!"

어른의 데이트에서 중요한 것은 몇 시에 식사를 하고, 몇 시에 섹스를 할지 **역산(逆算)하여 ED 치료약과 식사 내용을 정하는 것**이다. 앞서 설명한 바와 같이, 섹스 타이밍을 예측할 수 없는 데이트에서는 **지속 효과가 길고 은은하게 장시간 작용하는 특징이 있는 시알리스를 권장**합니다(204쪽 참조).

만일 그녀와 오전 중에 만나 19시쯤에 헤어짐... 같은 경우라면 약속시간에 시알리스를 먹는 것도 한 가지 방법입니다. 시알리스는 효과가 나타나는 데 30분~1시간 정도 걸립니다. 만나서 점심식사 전에 1회전, 그리고 나서 약간 늦은 런치로 두부 코스 요리를 먹고, 여유가 있으면 1회 더... 라는 것도 ED 치료약의 효과가 나타나기 쉬운 데이트 플랜입니다.

ED 치료약 먹는 날의 권장 데이트 플랜

[플랜A] 낮에 여유 있는 코스

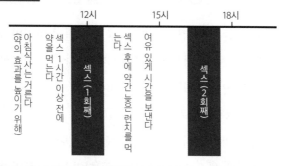

그녀와 만나서 곧바로 시알리스를 먹고, 효과가 나타나는 1시간 후에 낮의 섹스를 즐긴다. 약간 늦은 런치를 먹고 여유 있게 시간을 보낸 후에 2회째의 섹스를 즐긴다.

[플랜B] 주말 1박 코스

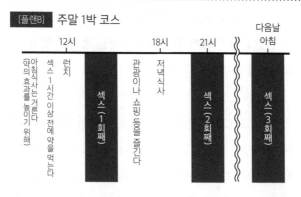

런치 1시간 전에 시알리스를 먹고, 런치 후에 섹스를 즐긴다. 저녁식사로 지중해요리를 먹은 후에 여유 있게 섹스를 즐긴다. 다음 날 아침, 여유가 있으면 3회째 섹스를.

246

숙박 예정 데이트에서 '낮에는 놀고, 섹스는 밤'인 경우는 런치 1시간 전을 대략적 기준으로 시알리스를 복용합니다. 저녁에 약간 배가 출출해지면 간식으로 바나나 주스를 마셔도 좋습니다. 시알리스의 효과 지속 시간은 36시간이므로 당일 밤은 물론, 다음 날 아침도 섹스를 즐길 수 있습니다. 즉, 주말여행도 첫날 오전 중에 한 번 시알리스를 복용하기만 하면 계속 효과가 지속된다는 것입니다.

사귄 지 오래된 커플의 경우는 ED 치료약을 먹고 있다는 것을 파트너에게 밝히는 사람도 있습니다. 그런 커플 중에는 저녁식사는 야경이 보이는 레스토랑에서 파스타를 맛있게 먹는 그녀를 흐뭇하게 바라보며 자신은 카프레세를 가볍게 먹는... 것도 한 가지 재미입니다. 어떤 경우든 **ED 치료약을 복용할 때는 배를 꽉 채우지 말 것**. 또한 제2장(69쪽 참조)에서도 설명하였지만, 오랜 목욕도 엄금이므로 명심해 두십시오.

[역사 속 위인에게서 배우는 '천연절륜식']

역사상에는 '정력절륜(精力絶倫)'이라고 불리는 위인이 다수 존재합니다. 현대와 같이 건강식품도(보충제도), 운동시스템도, ED 치료약도 없던 시대에, 왜 그들은 건강장수하고 섹스 삼매경의 나날을 보낼 수 있었을까요? 역사상 위대한 정력가들로부터 우리가 배워야 할 식사와 생활습관 전략을 찾아볼 수 있을 것입니다.

우선은 대하드라마로도 만들어졌던 **토쿠가와 이에야스(德川家康)**입니다. 73세라는 천수를 누린 이에야스에게는 측실(側室)이 20명 있었다고 하며, 아이는 총 16명.

또한 기록에 따르면, 이에야스는 전국시대(戰國時代, 15세기 중반~16세기 후반) 으뜸가는 건강 마니아. 중국의 고전에서 생약의 지혜를 배우고, 약이 되는 약초를 갈기 위한 도구를 갖추고, 스스로 한방약을 조합(調合)하여 먹었다는 기록도 있습니다. 3대 쇼군 (将軍) 이에미츠(家光)가 어려서 큰 병을 앓았을 때 직접 조합(調合)한 한방약으로 목숨을 구했다는 일화 는 이에야스가 한방약에 대한 풍부한 지식과 열의를 갖고 있었다는 것을 엿볼 수 있습니다.

또한 이에야스는 태어난 고향인 **미카와**(三河, 현재 의 아이치현(愛知県) 동부)의 **핫초미소**(八丁味噌, 대 두와 소금만으로 만드는 된장)를 상식(常食)하고, 백 미보다도 보리밥을 상식(常食)했다고도 합니다. 마음 껏 사치할 수 있는 인물이 먹는 것 치고는 검소한 것 이라고 생각되는데, 거기에는 천하통일을 성취한 전 략가 이에야스의 아주 치밀한 식(食) 전략이 있었을 것입니다.

된장에는 성장호르몬 분비를 활성화하여 근육조 직을 증강시키는 '아르기닌'이 풍부하게 함유되어 있 습니다. 앞서 설명한 바와 같이 근력이 상승하면 저 절로 남성호르몬인 테스토스테론의 양도 증가합니다. 또한 된장에는 아르기닌 외에도 남성호르몬과 정자 생성에 관여하는 아연도 많이 함유되어 있습니다. 아연이라고 하면 굴이나 간도 유명하지만, 당시의 식사 사정을 고려할 때 효과적으로 보존할 수 있는 핫쵸미소는 매우 합리적인 선택이라고 할 수 있습니다. 보리밥도 백미의 20배 이상 식이섬유와 미네랄이 풍부합니다. 과연 이에야스은 매우 우수한 식(食) 전략이라고 할 수 있습니다.

다음으로는 **오다 노부나가(織田信長)**입니다. 노부나가는 혼노지의 변(本能寺の変)으로 암살되기 전까지 남자 11명, 여자 11명, 합계 22명이나 되는 자녀가 있었다고 합니다.

노부나가가 좋아한 음식은 **'생강이 들어간 구운 된장'**이었다는 기록도 있습니다. 이 생강이 들어간 구운 된장은 콩된장에 간 생강, 검은깨, 술, 꿀을 섞고 쇠 냄비에서 이겨낸 것. 생강의 성분 '진저론'은 전신의 혈류를 촉진시키는 효과가 있으므로 발기력에도 좋은 영향을 줄 것은 명확합니다. 검은깨는 리놀레산, 올레산 등 필수 지방산과 팔미트산, 스테아르산, 비타민E를 포함하고, 검은 성분인 폴리페놀에는 항산화 작용이 있어 혈관의 젊음도 유지하고 있지 않았나 생각됩니다.

또한, 시대를 지나 에도시대(江戸時代, 1603~1868)의 하이쿠 시인 **코바야시 잇사(小林一茶)**는 참새 등 작은 동물을 사랑한다는 이미지도 있지만, 사실은 정력가로도 알려진 인물입니다. 그는 결혼을 늦게 하여 초혼이 51세. 상대인 키쿠(菊)는 28세로 23세나 연하였습니다. 그 무렵 잇사의 구일기(句日記) '칠번일기(七番日記)' 에는 젊은 아내와의 성교 모습이 적나라하게 기록되어 있습니다.

하지만 놀라운 것은 그 횟수입니다. '8일 맑음, 키쿠가 돌아왔다. 밤에 5회 섹스하다', '12일 맑음, 밤에 3회 섹스', '14일 맑음, 부부가 달구경 후 3회 섹스했다)' 같이 연일 쉬지 않았습니다.

그렇게 정력절륜이라고 하는 잇사가 좋아하는 음식은 **참마(自然薯)**였습니다. 참마는 아르기닌이 풍부하여 별칭 '산의 장어'라고도 불릴 정도로 영양가도 높은 식재료입니다. 그 외, 아르기닌이 많은 식재료에는 장어, 마늘, 계란 노른자, 콩, 황다랑어가 있습니다. 더구나 잇사는 참마를 산에 올라가 스스로 캐 왔다고도 합니다.

어느 시대든 자기 자신을 단련시켜야 하는 것은 마찬가지. 역사상의 정력가들이 놀라울 정도로 건강의식이 높았다는 것, 부디 배워야겠습니다.

온라인 진료 현장에서
성을 구가하는 멋진 고령자들

토미나가 페인 클리닉에서는 성교통(性交痛)과 ED의 온라인 진료를 하고 있습니다. 특히 ED 외래에는 연령을 불문하고 많은 분이 상담하러 오시는데, 어떤 환자든 "평생 현역으로 남고 싶다"는 기분이 절절하게 느껴집니다.

바로 며칠 전에도 70대의 단골 남성이 진료하며 "레비트라 1개월분, 30정을 처방해 달라"고 말씀하셨습니다. 이것만 들으면 "이 남성은 얼마나 정력절륜인가"라거나 "상당히 짱짱하겠지?"라고 생각될지 모릅니다. 하지만 그는 몸집이 작고 마른, 얼핏 보면 어디에나 있는 보통 '아재'입니다. 성을 즐기는 것은 전혀 특별한 사람들의 이야기가 아니라는 것입니다.

또 다른 70대 남성은 "직장에서 젊은 사람들로부터 ED 치료약에 대해 배워서 흥미가 생겼다"고 말했습니다. 중노년 남성의 고독과 고립은 사회문제가 되고 있는데, 이 같이 젊은 사람과의 이어짐이 성을 구가하는 계기가 되는 것은 정말로 훌륭한 일입니다.

참고로, 토미나가 페인 클리닉에서 온라인 ED 외래를 진료한 최고 연령은 89세입니다. 그 분은 손자한테 컴퓨터 설정 도움을 받아 온라인 진료에서 음압식 발기 보조기구 '비거 2020'을 구매하셨습니다. 또한 "이제 나는 늙어갈 뿐이라고 포기하고 있었는데, 선생님의 YouTube를 보고 생각이 바뀌었습니다"라는 기쁜 말씀도 인상적이었습니다.

ED 치료약과 비거, 러브코어 등 ED 치료기기는 일취월장 진화를 계속하고 있습니다. 그런 시대에 이제 "나이 먹어서..." 같은, 예전의 고령자 이미지에 자기 자신을 무리해서 끼워 맞추지 않아도 된다고 진찰실에서 혼자 매일 실감하고 있습니다.

제5장

섹스리스를 해소한다!

파트너와 함께
'행복한 성생활'을
즐기는 힌트

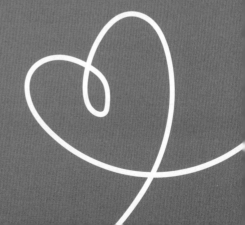

[체력과 성욕만의 섹스는
이제 졸업]

중노년이 되면 이제까지의 경험을 통해 자기 이해가 깊어지는 법. 그 때문에 자신이 잘하는 것과 잘못하는 것을 이해하고, 좋은 의미에서 능력의 쇠퇴를 지각하며 때로는 체념 모드로 돌입하는 사람도 있을 것입니다.

하지만 섹스는 어떨까요? 아직 "언제라도 젊은 시절과 같이 섹스할 수 있다"고 생각하는 사람은 없습니까?

남성은 여성에 비해 자신의 몸 변화를 의식하지 못하는 사람이 많은 법입니다. 가령(加齢)에 의해 근력 저하와 남성호르몬 분비량 감소가 발기력과 사정력에 큰 영향을 미치고 있다는 것을 파악하고 있는 남성은 별로 없지 않을까요?

그리고 당연하게도 섹스에는 상대가 존재하는 법

입니다.

"섹스 중 여성이 생각하고 있는 것을 모르겠다"
"진짜 기분 좋다고 생각하고 있는지 불안하다"
"갑자기 섹스를 거절당한 이유를 알고 싶다"
등 여성과의 커뮤니케이션으로 고민하는 중노년 남성도 적지 않습니다.

하지만, 가령(加齡)에 동반하는 자신의 마음과 몸의 변화, 쇠퇴를 충분히 이해하고 있지 않으면 상대의 마음과 몸의 변화, 쇠퇴도 의식할 수 없습니다. 물론, 이것은 여성에게도 얘기할 수 있는 것입니다.

여기서부터는 **여성의 본심과 고민, 남녀의 섹스관 차이**에 대해 파고들겠습니다. 오랜 세월 함께한 파트너와의 섹스리스 문제에 대해서도 생각해 보겠습니다.

이제까지의 인생에서 다양한 경험을 헤쳐 온 중노년이기 때문에 자신의 마음과 몸의 변화를 알고, 파트너를 배려하는 섹스를 할 수 있을 것입니다. **독선적인 섹스는 이제 졸업**입니다.

젊은 시절과 같은 체력과 성욕만의 섹스에서 벗어나서 언제까지라도 인기남으로서 인생 후반전의 섹스를 더욱 풍요로운 것으로 만들어 갑시다!

'지피지기 백전불태(知彼知己 百戰不殆)'라는 말이 있습니다. '적과 자신의 정세를 알고 싸우면 백 번 싸워도 위태롭지 없다'는 '손자병법' 속에서도 가장 유명한 교훈 중 하나입니다.

물론, 섹스에서 파트너는 적이 아닙니다. 하지만 **여성이 섹스를 어떻게 생각하고 어떻게 느끼고 있는가를 아는 것**, 이것이야말로 독선적인 섹스에 빠지지 않기 위한 **'비법'**이라고도 할 수 있는 것입니다.

상대를 알고 자신의 강점과 약점을 파악한다. 이것을 할 수 있으면 어떤 여성도 매료하는 '인기남'이 될 수 있다고 해도 과언은 아닙니다.

[섹스의 만족도는 남녀가 다르다]

"섹스에서 만족감을 얻고 있습니까?" "섹스를 마음으로부터 즐기고 있습니까?" 이 질문에 파트너는 어떻게 대답할까요?

여기서 실제 여성이 섹스에 대해서 어떻게 느끼고 있는지, 어디까지나 한 가지 예이지만, 데이터를 바탕으로 분석해 봅시다.

마스터 베이션 관련 상품으로 알려진 'TENGA'가 2022년에 실시한 20~50대 남녀 800명을 대상으로 한 의식조사(※12)에서는, 최근에 한 섹스에서 '만족감을 얻을 수 있었고 즐길 수 있었다'고 대답한 사람의 비율은 남성이 21.7%, 여성이 9.8%였습니다.

여기에 "어느 쪽인가 하면, 만족감을 얻을 수 있었고 즐길 수 있었다"를 더하면, 남성은 57.8%, 여성은 38.8%라는 결과가 됩니다. **여성이 남성보다도 약 20%, 섹스에 의한 만족감을 얻지 못했다**는 것을 알 수 있습니다. **섹스의 만족도에 남녀차가 있다**는 것입니다. 이것을 '쾌감 격차(pleasure gap)'라고도 부릅니다.

또한 '몸과 성의 고민'에 대한 질문에서는 "있다"고 대답한 남성은 38.2%, 여성은 74.0%로 **여성은 남성의 2배**였습니다. 여기서는 남성보다 여성에게 많은 고민의 1위는 '**성기와 Y존의 고민**'으로, **여성 약 3명 중 1명이 갖고 있다**는 결과였습니다. 그 외에도 '호르몬 균형', '성적 쾌감', '성교통(性交痛)', '체형 고민'도 거론되었습니다.

또한 남성의 경우에는 성기능 고민이 많았는데, 그 비율은 여성의 약 5배에 달했습니다. 이 정도로 **남녀 간 고민의 내용도 다르다**는 것입니다.

하지만 앞서 설명하였듯이, 여성 자신조차도 가령(加齡)에 동반하여 자신의 몸이 어떻게 변해 가는지 충분히 이해하고 있는 사람은 소수입니다. 설령 지식이 있다고 해도 부끄러움과 어색함 때문에 파트너에게 얘기하지 못하고 혼자서 고통을 안고 있는 경우도 있을 것입니다.

물론 남성측이 여성을 배려해서 "지금 어떤 것 때문에 고민하고 있어?"라고 직접 물을 수 있는 것이 이상적이지만, 상대도 어른이어서 반드시 솔직한 대답을 얻을 수 있다고는 할 수 없습니다.

남녀 간 서로 다른 몸과 성에 관한 고민

남성보다 여성에게 많은 고민		
고민의 내용	남성의 비율(%)	여성의 비율(%)
성기와 Y존 (음모의 질음, 모양, 색깔, 크기, 냄새 등)	12.8%	35.0%
호르몬 균형(갱년기 등)	1.3%	21.3%
성적 쾌감 (오르가즘을 얻은 적이 없다, 잘 느끼지 못한다, 불감증 등)	5.5%	13.3%
성교통(性交痛)	1.0%	9.8%
체형	25.5%	43.5%
여성보다 남성에게 많은 고민		
고민의 내용	남성의 비율(%)	여성의 비율(%)
성기능(ED, 조루, 지루, 잘 젖지 않는 것 등)	15.8%	3.0%

월간 TENGA 45호 "'펨테크', '섹슈얼 웰니스',
'쾌감 격차' 이것 하나로 완벽 이해!"에서 인용

[인기 있는 남자는 의학적으로도 올바른 데이터를 알고 있다]

여성이 남모르게 몸과 성에 관한 고민을 안고 있다는 것을 알고 있어도 털어놓고 얘기해 주지 않으면 남성은 어떻게 할 도리가 없습니다. 하지만 "여자의 마음은 알 수 없다"고 한탄하기 전에 할 수 있는 것이 있습니다. 그것은 여성의 몸에 관해 **의학적으로 올바른 지식·정보를 아는 것**입니다.

특히 섹스 분야에서는 개인의 경험을 바탕으로 한 다양한 테크닉과 노하우가 넘쳐나고 있습니다. 성에 관한 고민은 그 절실함 때문에 때로는 진위가 확실치 않은 정보에 속는 경우도 있습니다. 인터넷에서도 개인의 경험담과 그럴듯한 섹스 상품이 판매되고 있습니다.

성숙한 어른으로서는 미심쩍은 개인의 체험담이 아니라 의학적 논거에 바탕을 둔 정보와 앞서 언급한 TENGA에 의한 조사 같은 신뢰할 수 있는 기관이나

기업의 데이터에 접하도록 유의해야 합니다.

우선은 **의학적으로도 올바른 데이터를 알고 그 다음에 상대와 커뮤니케이션을 도모하고 배려와 개선을 거듭해 본다.** 이 일련의 흐름은 원활한 섹스 커뮤니케이션에 필수적입니다. 우선은 상대를 알고자 하는 것, 그리고 올바른 데이터에 접하고 평균을 아는 것, 이것이 인기남이 되는 첫걸음이라고도 할 수 있을 것입니다.

[명저(名著)에서 배우는 남녀의 심리 차이]

'인기 있는 남자는 젊을 때부터 인기 있는 법. 환갑을 지나 이제 와서 인기를 얻겠다고 생각하는 것은 무리야...' 이렇게 체념하고 있지 않습니까?

물론 젊은 남성과 똑같이 될 수는 없습니다. '젊다'는 것은 그것만으로 남성호르몬인 테스토스테론이 풍부하여 활력과 남성다움으로 넘쳐납니다. 무엇보다 젊을 때는 성욕도 풍부하고 섹스에도 강합니다.

하지만 여성이 추구하고 있는 것은 젊음에서 유래하는 남성다움만은 아닙니다. 특히 60대부터의 파트너 후보가 되는 여성은 훨씬 다른 시점에서 남성을 보는 법입니다.

결론부터 말하자면, **인기 있는 남성은 '인기 있는 법칙'을 이해하고 있습니다.** 이것은 도대체 어떤 것일까요?

여기서 전 세계 누계 5,000 만부를 넘는 베스트셀러 "화성에서 온 남자, 금성에서 온 여자"를 소개합니다.

저자는 존 그레이 박사로, 남녀관계(파트너십)를 전문으로 하는 심리학자입니다. 이 책에서는 남녀의 심리 차이를 이해하고 양호한 관계를 구축하는 방법이 기술되어 있는데, 그중에서도 여러분에게 알려 드리고 싶은 것이 **여성은 '남성이 나(자신)를 중심으로**

생각하고 행동하기를 원하는' 생물인 반면, 남성은 '여성에게 굉장하다고 인정받고 싶어 하는' 심리의 차이가 있다는 것입니다.

그리고 인기 있는 남성은 이미 이러한 남녀 간 심리차를 깨닫고 커뮤니케이션을 취하고 있다는 것입니다.

존 그레이 박사가 설명하듯이 여성은 '소중히 여겨지고 싶어 하는', '염려해 주기 바라는', '이해해 주기 바라는', '공감해 주기 바라는' 생물입니다.

이 책을 읽는 남성 중에는 여성으로부터 고민을 상담 받고 정론(正論)을 조언해 준 결과, "딱히 해결법을 알려주길 원한 건 아니라고!", "왜 내 얘기를 들어주지 않는 거야!"라는 등 오히려 상대가 불쾌해졌다... 는 경험이 있는 사람도 있지 않을까요? 이것도 여성이 남성 이상으로 공감을 추구한다는 것이 드러난 예라고 할 수 있습니다.

반면, 남성은 승인욕구와 자존심이 높은 생물입니다. "이 사람은 굉장해", "능력 있는 사람이야"라고 타자로부터 인정받으면 더욱 높은 능력을 발휘할 수 있다는 것도 이 책에는 기술되어 있습니다.

이 남녀의 심리와 사고의 차이를 제대로 이해한 후에 커뮤니케이션을 취하면 여성도 "어? 이 사람 혹시 나를 이해해 주고 있을지도"라고 마음이 움직이게 되는 법입니다.

[섹스에서도 상대를 중심으로 생각하고 '사랑하는' 마음을 전한다]

섹스에서도 이 남녀의 심리 차이는 마찬가지입니다. 특히 '굉장하다고 생각되기 위해' 남성이 자신의 테크닉을 자랑하는 것은 금지! 무엇보다 우선시해야 할 것은 상대인 여성을 중심에 두는 것입니다.

57쪽에서 욕실에서의 '전희'에 관해 설명했는데, 여기에서도 '남자가 씻어주고 있다'는 사실, 그것이 여성에게는 중요한 것입니다. 어릴 때 아버지나 어머니에게 안겨 '소중히 여겨지고 있다'는 애정을 느낀 체험과 통하는 것이 있을지 모릅니다.

만일 따님이 계신 분은 아직 자녀가 어려서 돌봐 주던 때의 감각을 떠올려 봐도 좋을 것입니다.

목욕 후에 폭신폭신한 목욕 수건으로 부드럽게 몸을 닦아 주었던 것, 길을 걷고 있을 때는 "차도 쪽은 위험하니까 안쪽으로 오렴"이라고 하면서 보호해 주었던 것…. 물론, 파트너와 딸은 관계성이 다르지만, 상대를 '사랑하는' 마음을 전하면 상대도 '자신은 소중히 여겨지고 있다'는 감각을 갖게 되어 여성은 자연히 '이 사람은 나를 중심으로 생각해 주고 있다'고 생각하는 법입니다. 의식적이든 무의식적이든, 인기남은 이러한 남녀의 심리 차이를 이해하고 있는 것입니다.

[여성이 남성에게 원하는 청결감이란?]

'인기 있는 남자'는 어떤 유형의 남성일까요? 그 구체적인 이미지를 밝혀낸 조사결과도 있습니다. 이것은 '마이나비뉴스'가 시행한, 여성 500명을 대상으로 한 '여성에게 인기 있는 남성의 특징·공통점'에 관한 설문조사(※13)입니다.

설문조사 결과를 보고 '여성이 어떤 시점에서 남성을 평가하고 있는가'에 관해 고찰을 진행해 갑시다.

우선 1위는 '청결감이 있다'입니다.

여기서 중요한 것은 **어디까지나 '청결감'이지, '청결'이 아니라는 것**. "매일 목욕을 하고 있다"라든지 "이를 닦고 있다" 등 몸차림 얘기를 하고 있는 것이 아닙니다.

여성에게 인기 있는 남성의 특징·공통점 설문조사

1위	청결감이 있다	57.6%
2위	존경할 수 있다	49.2%
★ 3위	예의 바르다	47.0%
4위	산뜻하고 청결감 있는 복장·헤어스타일	45.8%
★ 5위	무섭지 않다·위압감이 없다	36.7%
6위	자신에게 맞게 무리 없이 멋을 낸다	35.7%
7위	얼굴이 잘 생겼다	34.7%
★ 8위	어떤 여성도 평등한 태도로 대해 준다	32.1%
9위	목소리가 좋다	31.7%
★ 10위	엉뚱한 마음을 드러내지 않는다	30.7%
★ 11위	여성이 움직이는 속도에 맞춰 준다	27.1%
★ 12위	여성이 얘기하기 편하다· 얘기하고 싶은 생각이 든다	24.9%
13위	일에 열중할 수 있다	23.7%
★ 14위	칭찬해야 할 것·칭찬해서는 안 되는 것을 알고 있다	22.7%
15위	자신의 취미·세계를 가지고 있다	20.7%

출처: 마이나비뉴스 '여성에게 인기 있는 남성의 특징·공통점 랭킹 TOP 15'(2018/05/09)에서 인용

왜 많은 여성은 '청결감'을 인기 있는 남성의 조건으로 선택한 것일까요?

인류의 긴 역사에서 여성은 '아이를 낳아 기른다'는 중대한 역할을 담당해 왔습니다. 현대처럼 의료가 발달하지 않았던 시대에는 외부에서 불결한 인간이 다가오면 아이가 병에 걸리거나 최악의 경우에는 생명을 잃는 경우도 생각할 수 있었습니다.

즉, 여기서는 '불결하고 청결감이 없는 사람 = 아이의 생명을 위협하는 존재'라고 여성은 생각했던 것입니다. 코로나 팬데믹 중 손을 씻지 않는 사람은 남성에게 있어서도 '위협'이었다는 것을 상상하면 이해하기 쉬울지 모릅니다. **청결감은 생명을 유지할 수 있는지 여부라는 중대한 문제와 직결되어 있던 것입니다.**

이러한 관점에서 보면 4위 '산뜻하고 청결감 있는 복장·헤어스타일', 6위 '자신에게 맞게 무리 없이 멋을 내고 있다'도 본질은 같습니다. 그 남성이 인기 있는지 여부 이전에 **여성에게는 자신에게 불이익이 되는 요소를 배제하고 싶다는 본능이 작용하고 있다**고도 할 수 있습니다.

['인기'와 테스토스테론의 의외의 관계]

2위 '존경할 수 있다'는 남성호르몬과 관련되어 있습니다.

일반적으로 존경할 수 있는 남성이라고 하면 리더십이 뛰어나거나, 일을 잘하는 사람을 연상하게 됩니다.

231쪽에서 설명했듯이 남성호르몬인 테스토스테론은 적극성과 집중력, 성충동을 관장하는 역할이 있습니다. 또한 테스토스테론이 많은 남성은 근육량도 많기 때문에 "이 남성은 외적(外敵)으로부터 아이와 나를 지켜 준다"고 여성이 본능적으로 판단하고 있는 것입니다.

7위 '얼굴이 잘생겼다', 9위 '목소리가 좋다'. 13위

'일에 열중할 수 있다'도 테스토스테론이 깊이 관여하고 있습니다.

특히 인간에게는 좌우대칭인 것을 아름답다고 느끼는 심리가 있습니다. 얼굴이 좌우대칭이라면 몸의 결손 부분이 적고 테스토스테론이 풍부하여 더욱 우수한 유전자를 가지고 있다고 판별합니다.

'목소리가 좋다'도 성대의 좌우 대칭성과 건전성을 의미하며, 테스토스테론이 많은 남성일수록 목소리가 낮다고도 합니다. "일에 열중할 수 있다"는 것도 테스토스테론에 의해 경쟁심이 왕성하다는 것의 표현입니다.

[60대가 되어 습득한 최대의 인기 요소]

기력과 성충동뿐 아니라 '인기'에도 깊이 관여하는 테스토스테론이지만, 유감스럽게도 가령(加齡)에 의해 감소해 버립니다.

남성이라면 18~19세가 인생에서 가장 많이 테스토

스테론이 분비되고, 그 후에는 가령(加齢)에 동반하여 서서히 줄어 갑니다. 233쪽에서 얘기한 것처럼 '글로민' 등의 의약품으로도 보충할 수 있지만, 호르몬 양이 줄어 가는 것은 피할 수 없습니다.

하지만 포기할 건 없습니다. 여기서부터는 어른의 경험과 지혜의 승부입니다. 여기서 앞서 언급한 설문 조사 결과도 돌아가서 ★표 응답(271쪽 참조)을 다시 보십시오. 이러한 것들은 **몇 살이 되어도 마음가짐 여하에 따라 바꿀 수 있는 것**입니다.

'예의 바르다'

'무섭지 않다·위압감이 없다'

'어떤 여성도 평등한 태도로 대해 준다'

'엉뚱한 마음을 드러내지 않는다'

'여성이 움직이는 속도에 맞춰 준다'

'여성이 얘기하기 편하다·얘기하고 싶다는 생각이 든다'

'칭찬해야 할 것·칭찬해서는 안 되는 것을 알고 있다'

이러한 것들은 모두 **'상대에 대한 배려심이 있다'**, **'커뮤니케이션 능력이 뛰어나다'**는 것을 가리키고 있습니다.

앞서 설명하였듯이, 여성은 '남성이 나(자신)를 중심으로 생각하고 행동하기를 바라는' 생물입니다. 배려심이 있는 남성은 여성으로부터 '나를 중심으로 생각하고 행동해 주는 사람'이라고 여겨지며, 그렇기 때문에 그들은 인기가 있는 것입니다.

또한 '여성은 뇌가 릴랙스 하는 것이 성적 만족감으로 이어진다'는 것이 여러 연구에 의해 밝혀지고 있습니다. 시각, 청각, 촉각 등으로부터 '자신이 소중하게 여겨지고 있다'는 자극이 뇌에 전달되면 β엔돌핀과 도파민 등 뇌내 쾌락 물질이 분비되어 섹스 만족감과 행복감을 얻기 쉬워집니다.

60대부터의 인기 비결은 **상대를 배려하고 어른의 여유를 가진 커뮤니케이션을 취하는 것**입니다. 그것은 인생 경험을 쌓은 60대이기 때문에 할 수 있는 테크닉이라고도 할 수 있을 것입니다.

[왜 남자와 여자는 어긋나는 것일까? '시간'으로 고민하는 남성, '만족도'로 고민하는 여성]

토미나가 페인 클리닉의 성교통(性交痛) 외래 및 Facebook 커뮤니티 '토미나가 키요의 비밀의 방'에는 매일 다양한 성에 관한 고민이 쏟아집니다.

그중에서도 여성의 고민 중 많은 것은 **"섹스에서 느끼지 못한다"**, **"좀처럼 오르가즘에 도달하지 못한다"**, **"섹스를 즐기지 못한다..."**라는 것입니다. "섹스에서 통증을 느끼고 있는데도 파트너에게 얘기하지 못한다"는 성교통(性交痛) 상담도 그 연장선에 있습니다.

반면, 남성의 고민은 어떨까요?

"좀처럼 발기하지 않는다", "빨리 사정해 버린다", "사정하기까지 시간이 걸린다" 같은 **'시간'과 관련된 것**이 얼마나 많은지.

왜 그렇게 까지 남성이 시간에 집착하는가 하면, **'섹스 = 삽입'이라는 고정관념에 얽매여 있다**는 것을 생각할 수 있습니다.

고정관념에 얽매여 있는 배경에는 다양한 요인을 생각할 수 있지만, 그중 하나로 포르노 등 미디어의 영향은 부정할 수 없습니다. 남성용 포르노에서는 건장한 남자배우가 아크로바틱한 체위와 파워풀한 피스톤을 하고 여성이 커다란 신음소리를 내는 모습이 그려져 있습니다. 때로 '여성 사정' 등 일상의 섹스에서는 별로 볼 수 없는 연출도 포함되어 있습니다.

그러한 미디어를 이제까지 반복해서 봐 왔기 때문에 어느 틈엔가 남성 중에도 "남자라면 오랜 시간 계속 삽입하지 않으면 안 된다", "장시간 피스톤으로 공략하지 않으면 여성은 성적으로 만족하지 않는다"라는 생각이 모르는 사이에 각인되었을지도 모릅니다.

하지만 눈앞의 상대는 어떨까요? 여성들의 고민은 '시간'이 아닙니다. 얼마나 섹스에서 만족했는가, 어느 정도 즐길 수 있었는지 여부는 섹스 시간의 길이 혹은 삽입하고 있는 시간과는 비례하지 않는 것입니다.

같은 침대에서 섹스를 하고 있어도 각자의 고민이 이 정도까지 다르다... 소위 동상이몽(同床異夢)인 것입니다. 우선은 이 현실을 파악해 둡시다.

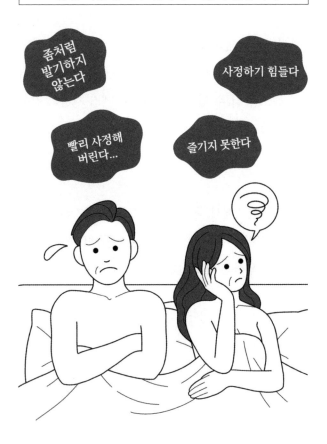

[성숙한 어른의 섹스는
일상생활에서 시작되고 있다]

성숙한 어른의 섹스에서는 무엇에 중점을 두어야 할까요?

그것은 **'전희'**입니다.

전희라고 하여 키스를 하거나 성감대를 애무하는 것만을 가리키는 것은 아닙니다. 제2장에서 소개한 목욕 플레이나 평소의 대화와 식사, 그러한 것들 모두가 '전희'인 것입니다.

여기서 여성이 그리는 '행복한 섹스'를 생각해 보십시오.

어디까지나 하나의 예이지만, 정말 좋아하는 남자 친구와 하룻밤을 함께 하고, 아침에 눈을 뜨면 머리맡에서 그가 다정하게 "잘 잤어?"라고 속삭여 준다. 잠자리에서 일어날 때 "오늘은 춥네"라고 말하면서 살짝 안아준다... 그런 다정함에 여성의 마음은 채워져 갑니다.

오랜 세월 함께한 파트너라면 안심감을, 연애를 막 시작한 상대라면 두근거림을 느낄 것입니다. 커닐링구스를 하지 않아도, 유두를 만지지 않아도, 여성에게는 **마음이 전해지는 행위 그 자체가 '섹스'**인 것입니다.

또한 실제로 만나 육체를 섞는 것만이 섹스는 아닙니다. 설령 떨어져 있어도 상대를 배려하는 다정한 말을 전화나 문자로 전하는... 그런 다정함 넘치는 행위 모두가 그녀에게는 '섹스'인 것입니다.

[엘리트 남편의 섹스에 30대 주부가 고민하는 이유]

"남편은 사랑하고 있습니다. 일도 열심히 하고 성격도 다정한 사람입니다. 하지만 섹스가 너무 고통스럽습니다..."

이것은 며칠 전 성교통(性交痛)으로 진료를 받은

30대 여성의 말입니다.

그녀의 가명을 M씨라고 합시다. 그녀의 남편은 대기업의 영업직. 근무 태도도 성실하고 영업 성적도 톱클래스의 엘리트라고 합니다.

그런 그에게는 일과가 있었습니다. 그것은 귀가 후에 곧바로 M씨에게 펠라티오를 요구하는 것. 설령 M씨가 저녁식사 준비를 한창 하고 있어도, 몸 상태가 안 좋아도 그는 귀가 후 소파에 앉아 텔레비전을 보면서 M씨에게 펠라티오를 받습니다. "하루 열심히 일한 자신에 대한 선물"이라고 합니다.

저녁식사 후에 그는 목욕을 하고, 자정이 지날 무렵 M씨를 침대로 부릅니다. 이것은 생리를 제외한 거의 매일이라고 합니다.

M씨에 따르면 "남편은 유방을 움켜쥐고 내가 아주 조금 젖으면 곧바로 페니스를 억지로 밀어 넣고 격렬한 피스톤 운동을 반복할 뿐"이라고 합니다.

그가 끝나면 그것으로 섹스는 종료입니다. M씨의 반응을 보지도 듣지도 않는 피스톤 운동은 "지옥의 고문 같이 아프다"고도 호소했습니다.

M씨도 섹스를 모르는 것은 아닙니다. 결혼 전에 교제한 다른 남성과의 섹스에서는 오르가즘에 도달했었고, M씨는 남편에게도 "이렇게 하면 아프니까, 이렇게 해 주기 바란다"고 얘기해 봤다고 합니다. 하지만 그래도 여전히 자신의 섹스 패턴을 바꾸는 일은 없었다고 합니다.

더욱 문제인 것은 M씨가 거부하면 남편의 기분이 노골적으로 나빠지는 것이었습니다. 인내에 인내를 거듭한 M씨는 심신 모두 피폐해져 성교통(性交痛) 외래의 문을 두드린 것입니다.

[통증을 느끼는 것은 '그것이 섹스가 아니기' 때문]

진찰할 때 M씨는 계속해서 "제 몸이 이상한가요.." 라고 걱정하였습니다.

"아니, 그렇지 않습니다."

M씨에게 남편이 행한 것은 그녀의 육체를 사용한 배설 행위입니다. **아주 작은 배려도 느껴지지 않**

는 섹스는 부부간 이라고 해도 강간입니다. 최근에는 '성적 DV(Domestic Violence, 가정폭력)'라고도 합니다.

섹스에서 통증을 느끼는 그녀의 몸이 이상해서가 아니라, **그것이 '섹스가 아니기 때문에' 통증을 느끼는 것**입니다. 또한 그녀처럼 강한 스트레스를 계속해서 받으면 그 통증을 뇌가 기억해서 몸이 통증을 재현하게 됩니다. 이것을 의학적으로는 '통각변조성통증(痛覺變調性痛症)'이라고 부릅니다.

자신의 의사가 전혀 통하지 않고 자기효력감이 제로인 생활은 우울증으로 곧장 이어집니다. 그야말로 "성'격의 불일치'입니다.

참고로 그녀는 이 진료를 계기로 이혼도 염두에 두고 그녀의 의사가 존중되지 않는 섹스를 거부해 갈 것을 마음속으로 정했다고 합니다.

[성교통(性交痛)을 느끼기
쉬운 여성 유형]

여성의 경우, 섹스에서 통증을 느끼고 있어도 어지간한 경우가 아닌 한, 그 자리에서 "아프다"고 말하지는 않습니다. 하지만, 저의 연구(※14)에서는 남성의 80%가 '성교통(性交痛)'이라는 말을 모릅니다. 이것도 또한 현실입니다.

여기서 얘기하고자 하는 것이 **성교통(性交痛)이 생기기 쉬운 여성의 유형**입니다. 모든 사람에게 반드시 해당되는 것은 아니지만, **남성이 지식을 갖춤으로써 구원받는 여성도 많을 것**입니다.

우선 들 수 있는 것이 **오랜만에 섹스를 하는 사람**입니다.

이혼과 이별, 파트너와 헤어지고 1년 이상 지난 사람은 섹스에서 통증을 느끼기 쉬운 경우가 많다고 할 수 있습니다. '세컨드 버진'이라는 말도 있습니다.

섹스와 자위 등을 전혀 하지 않고 성기를 방치하고

있으면 뇌가 성기를 '사용되지 않는 장기'로 판단하여 자궁, 질 입구와 안쪽이 작고 좁아집니다. 이것은 189쪽에서 얘기한 남성의 해면체 조직이 섬유화하는 메커니즘과 마찬가지입니다. **사용하지 않으면 성기가 퇴화하는 것은 남녀 공통입니다.**

또한 여성은 갱년기 이후 에스트로겐 분비량이 감소함으로써 신경이 집중하는 클리토리스와 Y존의 피부·점막이 얇고 약해져서 염증을 일으키기 쉬워집니다. 나아가, 성욕이 저하하고 오르가즘을 느끼기 어려워지는 것도 성교통(性交痛)의 한 가지 원인입니다.

상대 여성이 오랜만에 섹스를 하는 경우, **'페니스 3분의 1 법칙'으로 삽입 타이밍을 신중하게 계산해 가도록 합시다.** 또한 로션도 듬뿍 사용합시다(93쪽 참조). 물론, '어, 그녀는 오랜만의 섹스라고 했는데, 아파하지 않네...'라고 상대를 의심하는 것은 분별없는 행동입니다.

출산 경험이 없는 여성도 성교통(性交痛)이 생기

기 쉽다고 할 수 있습니다.

자연분만(경질분만)에서는 아기가 산도(産道)를 지나 질구(膣口)에서 나올 때 많든 적든 여성은 골반 저근과 골반저 인대 등을 손상합니다. 이것이 갱년기 이후에 질의 느슨함과 방광류, 자궁탈출, 요실금과 빈뇨의 요인이 됩니다.

반면, 출산을 한 적이 없는 사람은 어떨까요? 경산부(経産婦)처럼 골반저근과 골반저인대 등을 손상하는 일이 없으므로 골반저근의 느슨함은 피할 수 있는 반면, 갱년기 이후에는 질 위축이 진행되기 쉬운 경향이 있습니다.

마지막으로 체격입니다. 이것도 개인차가 있지만, **작은 여성에게는 삽입 시 접근방법을 신중하게 하는 게 좋을 것**입니다. 질 그 자체가 작은 사람도 있지만, 골반 크기 자체도 작은 사람도 있습니다. 당신이 장신이고, 상대가 150cm 이하 등과 같이 너무 신장 차이가 있는 경우도 마찬가지입니다.

물론, 이러한 것들은 실제로 섹스해 보지 않으면 모르는 것이며, 통증은 긴장으로부터도 발생합니다. 처음 파트너와 섹스할 때는 대략적 기준을 염두에 두어도 손해는 없을 것입니다.

[왜, 그녀는 커닐링구스를 피하는 걸까?]

여성의 섹스 만족도를 높이기 위해서는 충분히 전희에 시간을 들이는 것이 중요 - 이미 이 책을 손에 들고 계신 분은 "그런 건 당연하잖아"라고 생각할지도 모릅니다. "평소에 이미 실천하고 있다"는 분도 있을 것입니다.

하지만 여성 중에는 전희, 특히 커닐링구스에 적극적이 될 수 없는 사람도 있습니다. "보여주는 것이 부끄럽다"는 의견 외에, 실제로 많은 경우가 **"냄새가 걱정된다"**는 의견입니다.

제2장에서 설명하였듯이 일본인 여성의 6명 중 1

명이 Y존의 냄새로 고민하고 있다는 데이터도 있습니다. 냄새가 걱정되면 남성이 성기를 핥아주는 커닐링구스는 적극적으로 즐길 수 없는 법입니다.

"냄새가 걱정된다니, 불결하잖아"

그렇게 생각하는 분도 있을지 모릅니다. 하지만 그렇다면 앞서 언급한 '손자병법'의 '적을 안다'는 상태라고 할 수 없습니다(260쪽 참조).

[그 냄새의 원인은 여성호르몬이었다]

여기서 중노년 남성이 알아야 할 것이 **'냄새의 원인은 여성호르몬의 변화와 커다란 관계가 있다'**는 것입니다.

여성의 폐경 전후 5년, 합계 10년을 '갱년기'라고 부르는데, 이 시기, 여성호르몬인 에스트로겐 분비가 급속하게 감소하여 여성의 몸에는 다양한 변화가 생깁니다.

Y존의 경우, 에스트로겐 감소에 의해 외음부와 질 점막, 피하조직이 얇아지는 등의 변화가 생깁니다. 질 점막이 얇아지면 페니스를 삽입했을 때 마찰로 인해, '기분 좋다'고 생각하기 전에 통증을 느낍니다.

질 전용 보습 젤크림 '에스트라젤'

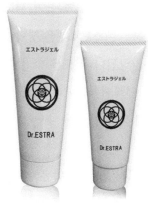

에스트라젤 (Dr. ESTRA)
질내 유익균인 유산균을 함유한 질 전용 보습 젤크림. 냄새 발생을 억제하고, 질 내 환경을 정비한다. 또한 성교통(性交痛) 등으로 발생한 질 점막의 마모와 상처를 재생하는 인간 지방세포 순화배양액 추출물도 함유하고 있다.

※상품URL: https://www.estra.co.jp/view/item/000000000006?category_page_id=delicate

에스트로겐이 감소하면 질을 잡균으로부터 지켜주고 있는 되데를라인간균이라는 유익유산균이 줄어 자정작용이 약해집니다. 그 때문에 자주 목욕을 하는

데도 왠지 속옷에서 냄새가 나는 경우가 생기는 것입니다.

물론 가령(加齢) 이외에도 성감염증 등이 원인으로 질에서 냄새가 나는 경우도 있으므로 조금이라도 질에 위화감이 있는 경우에는 자가진단하지 말고 곧바로 전문의에게 상담합시다.

남성호르몬인 테스토스테론은 연령과 함께 서서히 감소해 가는데, 여성의 경우 에스트로겐은 갱년기를 경계로 하여 급격하게 저하됩니다. 모두 다 살아가는 동안 거스를 수 없는 변화이지만 QOL(생활의 질)을 유지하기 위해서도 대책 없이 있을 수만은 없습니다.

토미나가 페인 클리닉에서는 질 내 유익유산균을 함유한 질 전용 보습 젤크림 '에스트라젤'을 냄새 대책으로 권장하고 있습니다.

[중노년에 급증하는 섹스리스를 해소하기 위해서는?]

이전부터 일본에서는 부부나 커플 사이에서 섹스리스가 급증하고 있다고 합니다. '섹스리스 대국'이라는 말도 듣습니다.

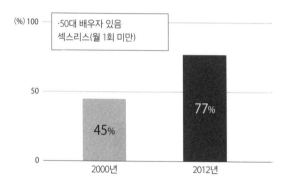

배우자 간 섹스리스화가 진전되고 있다

(%) 100

·50대 배우자 있음
섹스리스(월 1회 미만)

50

45%

77%

0

2000년　　　　　2012년

아라키 치네코(荒木乳根子), '배우자 간 섹스리스화 2012년 조사에서 두드러진 특징'
(일본성과학회잡지, 2014)에서 인용

일본성과학회에 따르면 섹스리스는 "특수한 사정

이 없음에도 불구하고 커플이 합의한 성교 및 성적 접촉이 1개월 이상 없는 경우"라고 정의되어 있습니다.

특히 최근 오랜 세월 함께한 부부나 특정 파트너가 있는 50대 커플에서 섹스리스가 증가하고 있는 경향이 있습니다.

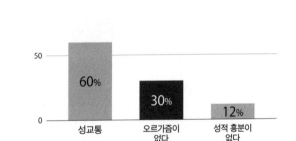

60%의 중노년 여성이 성교통을 호소하고 있다

(%) 100

50

60%

30%

12%

0

성교통 | 오르가즘이 없다 | 성적 흥분이 없다

2012년 일본성과학회 섹슈얼리티연구회 『중노년의 성』에 관한 조사에서,
40대~70대 여성의 데이터 발췌

위의 그래프는 배우자 간 즉, 정해진 파트너가 있는 사람들의 섹스리스를 조사(※15)한 것입니다.

그래프를 보면, 2000년에는 월 1회 미만이라고 대답한 커플은 45%였는데, 2012년에는 77%로 급증하였습니다. 배우자 간 섹스리스화가 진전되고 있다는 것을 알 수 있습니다.

[성교통(性交痛)도 섹스리스의 한 가지 큰 요인]

50대 커플에서 섹스리스가 증가하고 있는 것은 왜일까요? 그 배경을 탐색하는 데 도움이 되는 것이 여성이 섹스 등의 고민을 성기능 외래에서 호소한 내용에 관한 조사입니다.

1999년의 조사(※16)에서 가장 많았던 고민은 질경련(vaginismus)으로 84%였습니다. 질경련이란 질의 근육이 경련하여 섹스를 하려 하면 페니스를 삽입할 수 없거나 격통을 느끼는 증상입니다.

다음으로 성 혐오, 성교통(性交痛), 오르가즘 장애, 성욕 저하 등이 이어집니다.

또한 2011년부터 2015년의 조사(※17)에서 가장 많은 고민은 성교통(性交痛)으로 80%였습니다. 다음으로 삽입 장애, 성욕 저하, 성 혐오 순이었습니다.

이러한 결과를 보면, 중노년 파트너가 섹스로부터 멀어진 이유가 보일 것입니다.

앞서 설명한 바와 같이, 갱년기 여성은 여성호르몬의 급격한 감소와 함께 질의 건조가 진행되어 삽입하려 하면, 잘 젖지 않기 때문에 통증을 동반합니다. 그러한 상태에서는 오르가즘도 느낄 수 없게 됩니다.

2012년의 일본성과학회 섹슈얼리티연구회의 조사에서는 **성교통(性交痛)을 호소하는 여성은 중노년 이후에서 약 60%** 있다는 보고도 있습니다. 오르가즘을 느끼지 않는 사람은 30%, "성적 흥분이 없다"고 호소하고 있는 사람은 12%였습니다.

여성은 좀처럼 이 고민을 말하지 않습니다. 파트너를 배려해서, 혹은 자기 몸의 변화에 비참해지거나 자신감을 잃어서 등... 사실 마음속은 매우 복잡합니다. 남성 여러분은 그런 점을 이해해 주시기 바랍니다.

[섹스는 '고통', '의무'!?]

섹스리스를 발생시키는 것은 몸의 변화만은 아닙니다. 섹스에 대한 남녀 의식의 차이도 한 가지 원인이라고 생각됩니다.

여기서 1999년 NHK가 일본 전국의 16~69세의 남녀 3,600명을 대상으로 시행한 '성에 관한 실태조사'를 소개합니다.

이 조사 중 "당신에게 섹스란 어떤 것입니까"라는 질문이 있었습니다. 준비된 선택지는 '애정 표현', '접촉', '평온', '아이를 만들기 위한 행위', '쾌락', '스트레스 해소', '의무', '정복감을 채우는 것', '불쾌·고통', '자신과는 관계없는 것', '기타' 등 11항목으로, 응답자는 이 중에서 몇 개를 골라도 됩니다.

그중에서 남녀 모두 가장 많았던 것은 '애정 표현'

이었지만, 섹스를 '쾌락', '스트레스 해소'라고 인식하고 있는 비율은 남성이 더 높고, '고통'과 '의무'라고 인식하는 비율은 여성이 더 높은 경향이 드러났습니다.

특히 40대~60대의 중노년층에서는 '쾌락'이라고 대답한 남성은 40%, 여성은 10%로 크게 차이가 있었습니다.

이 조사가 시행된 1999년 시점에서 40대인 사람들은 지금 딱 60대를 지나고 있는 연령입니다. 그 사이에 남녀의 의식 차이는 어디까지 메워졌을까요?

["섹스는 남성이 리드해야 한다" 배후의 뿌리깊은 문제는?]

NHK의 조사에서는 '섹스리스'에 대해서도 초점이 맞춰져 있었습니다.

대상은 20대~40대의 배우자나 연인과 동거하고 있는 남녀이고, 섹스리스는 '섹스의 빈도가 월 1회 미만'이라고 정의되었습니다.

'남성은 섹스에서 여성을 리드해야 한다'라는 질문

에 '그렇게 생각한다(남성이 리드해야 한다)'라고 대답한 비율이 가장 많았던 것은 섹스리스가 아닌(즉, 섹스를 하고 있는) 여성 그룹이었습니다. 즉, 파트너와 정기적으로 섹스를 하는 여성일수록 '남자가 리드해야 한다'고 생각하고 있다는 것입니다.

거꾸로, 섹스를 하지 않은 섹스리스 여성일수록 '남성이 리드해야 한다'고 생각하고 있는 비율이 낮았습니다.

'남자가 리드해야 한다'고 하면, 뭔가 섹스에서 여성을 배려해 주거나 쾌감으로 이끌어 주는... 듯한 이미지도 있습니다. 하지만 사실 여기에는 '일본 특유의 뿌리깊은 문제가 있는 건 아닐까'라고도 보고되어 있습니다.

구체적으로는 다음과 같은 특징이 열거되어 있습니다.
- **여성이 섹스에서 "노"라고 말하지 못한다**
- **여성이 자신의 의사를 주장할 수 없다**

· 남성이 독선적인 섹스를 강요하고 있다

그 결과 지금은 남성 주도로 섹스를 하고 있어도 사실 여성은 마음속에서 '고통', '의무'라고 인식하고 있어 장래에 섹스리스로 이어진다... 같은 것도 생각할 수 있습니다. 앞서 예로 들었던 성교통(性交痛) 외래를 방문한 주부 M씨도 분명 매일 밤 섹스는 하기 때문에 횟수만 보면 섹스리스라고 할 수 없지만, 남편의 독선적인 섹스에 깊은 스트레스를 느끼고 고민하고 있었습니다.

여성에게 바람직한 것은 자신의 의사가 있을 때 섹스할 수 있고, 자신의 의사로 즐길 수 있는 상태입니다.

이 조사결과를 보고 사회학자 우에노 치즈코(上野千鶴子) 씨는 "섹스리스는 여성이 주도권을 쥠으로써 일어나고 있다"고 말했을 정도입니다.

앞서 50대가 된 후에 섹스리스의 비율이 증가하고 있다고 했는데, 그 이유로 **"과거에는 '의무'로 남편의 섹스에 응했지만, 중노년이 되어 여성이 '노'라고 말**

할 수 있게 되었다"는 고찰도 반드시 틀린 것은 아닐 것입니다.

"이제까지 아무 말 없이 침대에서 끌어안고 그대로 곧장 삽입해도 아내는 불평하지 않았다", "지금도 특히 불만을 얘기하지 않으니까 지금까지와 같은 섹스를 해도 괜찮겠지?"라고 아무 생각 없이 젊은 시절과 같은 섹스를 계속하고 있는 사람은 주의가 필요합니다!

중노년이 되어 갑자기 섹스리스가 되어 버린 경우, 파트너는 이제까지 전혀 불만이 없었던 것이 아니라, 단지 '노'라고 말하지 못했을 뿐... 일 가능성도 있기 때문입니다.

조금 다른 얘기지만, 이전에 Facebook 커뮤니티 '토미나가 키요의 비밀의 방'에 다음과 같은 투고를 한 적이 있습니다.

"30~40대에 자기만의 성욕을 우선한 섹스를 해 온 결과, 갱년기 이후 섹스리스가 되는 부부는 적지 않다. 섹스리스는 갑자기 오는 것이 아니다. 거부당했

을 때, 이미 상대의 마음은 정해져 있었다"

이 투고에도 많은 코멘트가 있었습니다. 그중에는 "아내를 포르노처럼 취급해 버린 결과, 섹스리스가 되었다"고 후회하는 남성의 의견도 보였습니다. 이것도 좋은 의도를 가지고 포르노에 출연하는 남자배우처럼 '리드'해 보았지만, 독선적인 섹스가 되어버려 아내가 오랜 세월 "노"라고 말하지 못했던 결과라고 할 수 있을 것입니다.

["어떤 섹스를 하고 싶은가?" 우선은 대화를]

물론 중노년 여성 모두가 섹스를 고통이나 의무로 생각하고 있는 것은 아닙니다. 몇 살이 되어도 사랑하는 사람과 살을 맞대고 애정 표현을 하고 싶다고 원하는 여성은 많이 있습니다.

만일 섹스리스에 빠졌을 때는 전문의를 찾거나 카운슬링을 받는 것도 한 가지 방법입니다. 시간을 들여 전문가와 섹스리스가 된 원인을 찾아가는 것이 파트너와의 상호 이해로 이어질 것입니다. 오랜 세월 함께한 상대이기 때문에 갖게 되는 '쑥스러움'도 전문가 앞에서는 줄어들 것입니다.

전문가의 손을 빌리지 않더라도, 우선은 **파트너와 섹스에 대해 얘기해 보는 것이 중요합니다.**

"당신은 지금의 섹스에 만족하고 있어?"
"나는 이렇게 하고 싶은데, 당신은 어떻게 하길 원해?"
부디 파트너에게 물어보십시오. 만일 의견이 일치하지 않는다면 작전을 다시 짜면 됩니다. 말로 전하는 것이 어렵다면 편지로 해도 좋을 것입니다.

대화를 원하는 자세와 당신의 변화에 파트너는 기뻐하거나 감동하는 일은 있어도, 화를 내는 일은 없을 것입니다. 제1장에서 '인생 최고의 섹스는 60대'라고 했는데, 파트너에게 "어떤 섹스를 하고 싶은가?" 물어보고 귀를 기울임으로써 두 사람의 관계성이 성숙하여 100세 인생 시대 최고의 섹스가 태어나는 것입니다.

그것을 위해서도 여성이 지금 무엇을 생각하고 있는지, 이제까지 어떤 갈등과 고민을 혼자서 안고 있었는지, 그리고 연령에 따른 마음과 몸의 변화에 대해서도 남성이 견문을 넓히는 것은 결코 쓸데없는 일이 되지는 않을 것입니다.

['비삽입성교'라는 선택지]

섹스가 괴로우면 거부해도 된다 -

여기까지 섹스리스 해소에 대해 설명했지만, 이것도 제가 성교통(性交痛) 외래에 진료받으러 오는 여성에게 얘기하고 있는 것입니다. **'섹스를 하지 않는다'도 훌륭한 선택지**입니다. 하고 싶지 않으면 하지 않아도 되는 것입니다.

섹스를 하지 않아도 파트너십을 유지하고 있는 부부는 많이 있습니다. 거기에는 **삽입을 동반하지 않는 섹스 '비삽입성교(outercourse)'**라는 선택지도 있습니다.

outer란 '바깥쪽'이라는 의미입니다. 비삽입성교(非揷入性交)는 나체인 상태로 침대에서 서로 끌어안거나 애무하거나 키스를 합니다. 특히 '자신을 마음의 중심에 놓기' 바라는 여성에게는 다정한 말로 마음이 따뜻해지고 사랑을 느낄 수 있는 섹스입니다.

중노년 이후에는 이 **삽입을 동반하지 않는 비삽입성교로도 충분히 마음과 몸이 채워진다**는 것을 이해할 필요가 있습니다.

구체적으로 나체인 상태에서 서로 끌어안거나 팔베개를 하고 성기를 만지고 펠라티오와 커닐링구스를 하거나, 서로 간 충분한 신뢰 관계가 구축되어 있다면, 러브 굿즈(성인 완구)를 사용해 보는 것도 좋을 것입니다.

단, 전동 마사지기나 바이브레이터 등의 러브 굿즈는 신뢰 관계가 구축되지 않았을 때 꺼내게 되면 여성은 쾌감을 얻기는커녕 위협을 느끼기 때문에 주의가 필요합니다.

'마사지'도 권장합니다.

피부와 피부가 닿으면 뇌에서는 사랑 호르몬 '옥시토신'이 나옵니다. 또 마사지에 의해 혈류가 좋아지고 말초혈관이 열려 릴랙스 효과도 있습니다. "오늘 하루도 수고했어", "오늘도 고마워"라고 상대를 격려하고 사랑하는 기분을 효과적으로 전달하는 것으로도 이어집니다.

여기서 말하는 '마사지'란, 마치 지압사처럼 강하게 주무르는 것이 아니라, **부드럽게 피부를 만지는 것입니다. 영어로는 '터치 테라피'**라고 불립니다.

포인트는 심장에서 먼 부위부터 만져 가는 것, 구체적으로는 종아리, 다리, 허벅지, 엉덩이에서 허리... 로 올라가는 식입니다. 상대와 커뮤니케이션을 한 후에 계속해서 가슴을 만지고 애무를 해도 좋을 것입니다.

부드럽게 피부를 만지는 마사지로 사랑 호르몬이 나온다

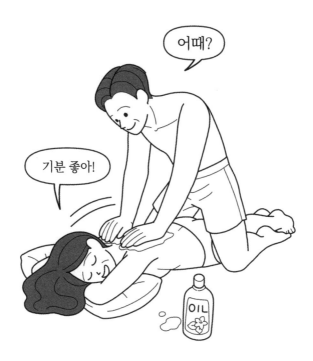

[파트너와 섹스의 정의 재조정]

여기서 제가 시행한 최신 조사를 소개하겠습니다.

이것은 '제32회 일본성기능학회 동부 총회'에서 발표한 것으로, Facebook 커뮤니티 '토미나가 키요의 비밀의 방' 회원 1만 3,905명을 대상으로 한 인터넷 조사입니다.

"중노년의 섹스에 삽입은 필요합니까?"라는 질문에서는 남녀 모두 "매번 삽입하지 않아도 된다"는 대답이 가장 많았습니다.

주재자인 저도 이 결과를 봤을 때는 적지 않게 놀랐습니다. 가령(加齡)에 동반하는 체력과 기력의 저하, 발기력의 쇠퇴를 느끼고 있기 때문에 "무리해서 매번 삽입하지 않아도 되지 않을까..."라고 생각하고 있는지 모릅니다.

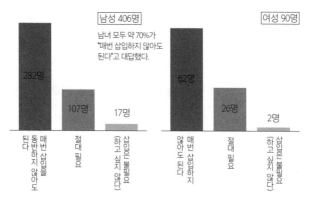

중노년의 섹스에 삽입은 필요합니까?

남성 406명

남녀 모두 약 70%가 "매번 삽입하지 않아도 된다"고 대답했다.

282명
107명
17명

매번 삽입을 동반하지 않아도 된다 / 절대 필요 / 삽입이 불필요 (하고 싶지 않다)

여성 90명

62명
26명
2명

매번 삽입을 동반하지 않아도 된다 / 절대 필요 / 삽입이 불필요 (하고 싶지 않다)

'토미나가 키요의 비밀의 방' 조사

물론, 남성 중에는 "삽입하고 사정까지 하고 싶다", "삽입하지 않으면 섹스가 아니다"라고 생각하는 분도 많이 있을 것입니다. 하지만 상대는 어떨까요?

중요한 것은 파트너와 '섹스'의 정의를 재조정하는 것입니다. 자신이 생각하는 섹스와 상대가 생각하는 섹스의 정의를 아는 것, 그것이 커뮤니케이션입니다. 재조정에 의해 파트너의 성적 욕구를 충족시킬 수 있는 힌트도 얻을 수 있고, 서로의 섹스관을 공유할 수 있는 첫걸음으로 이어집니다.

피부를 맞대는 스킨십의 중요성은 고령이 됨에 따라 증가해 갑니다. 신체적 커뮤니케이션에 대한 강한 욕구를 '**스킨 헝거(skin hunger, 피부 접촉 갈망)**'라고 합니다. 고령자가 정신적으로 험악해지는 것도 고립에 의한 접촉의 결핍, 스킨 헝거가 한 가지 요인이라고 합니다. 특히 코로나 팬데믹 기간에는 중노년 남성의 고립이 사회문제가 되었습니다.

중노년부터의 섹스는 반드시 삽입만이 목적은 아닙니다. 파트너를 소중히 하는 마음, 애정을 어떻게 전할지, 비삽입성교라는 선택지도 포함하여 파트너와 얘기할 수 있으면 이상적입니다.

중노년의 실제 섹스 설문조사 ②
당신에게 섹스의 정의는?

가령(加齡)에 동반하는 섹스의 변화는 Facebook 커뮤니티 '토미나가 키요의 비밀의 방'에서도 자주 논의되는 주제입니다. 이전에 다음과 같은 질문을 회원에게 던져 본 적이 있습니다.

당신에게 '섹스'의 정의는 무엇을 의미합니까?

1. 서로의 성기를 삽입하는 행위

2. 성적으로 몸을 서로 만진다

3. 나체로 끌어안는다

4. 손과 입술로 애무한다

5. 키스한다

6. 사랑해, 좋아해 라고 말한다.

7. 꼭 안는다

8. 손을 쥔다, 손을 잡는다

9. 함께 몸을 밀착하고 시간을 보낸다

10. 어깨를 주무른다, 마사지를 한다 등 몸이 닿는 행위

11. 가만히 서로를 본다

12. 상대를 의식하면서 둘이 식사를 한다

13. 기타

질문을 던진 결과, 무려 150건 가까운 코멘트가 밀려왔습니다.

"성적인 행위를 ABC(키스, 페팅, 섹스)라고 부르며 사춘기를 보냈던 세대이기 때문에 삽입을 동반하는 행위를 섹스라고 생각하게 됩니다"

"삽입까지 하는 것이 이상적. 하지만 피부 접촉으로 기분이 좋으면 충분"

이와 같이 중노년이 되어도 역시 '삽입'에 대한 집착을 완전히 버리지 못하는 사람도 일정 정도 있는 것을 알 수 있었습니다.

하지만 삽입에 대한 생각이 강한 것은 남성뿐만이 아닙니다. 여성의 코멘트에서도 "삽입하는 것이 오르

가즘 만족도가 높다"고 하는 의견도 있었습니다. 물론 삽입으로 오르가즘을 얻을 수 있다면 확실히 쾌감과 만족도는 올라가므로 파트너와의 섹스 가치관이 합치하고 있다면 전혀 문제없는 것입니다.

하지만 그중에는 **"저는 삽입만이 섹스라고는 생각하지 않지만, 아내는 삽입이 없으면 안 되는 것 같습니다. 그래서 계속 안 하고 있습니다"** 라는 케이스도... 이것도 또한 현실입니다.

자신의 가령(加齡)과 섹스에 대한 정의의 변화에 대해 얘기한 분도 있었습니다.

"이제까지 섹스 = 삽입이라고 생각했지만, 전립선암 수술 결과, 발기부전과 사정 곤란 상태가 되었습니다. 현재는 오로지 애무를 하는 등 피부 접촉을 중시하고 있습니다"

"남자로서는 언제까지나 삽입에 집착하고 싶지만, 가령(加齡)에 의해 발기가 풀리는 경우도 있습니다.

파트너도 잘 젖지 않게 되었습니다. 등을 부드럽게 쓰다듬거나 달콤한 말을 하며 기분 좋은 시간을 공유하는 것을 소중히 하고 있습니다"

이러한 코멘트처럼, 연령이 증가하여 젊은 시절 같은 발기력이 쇠퇴한 지금, "무엇을 할 수 있을까', "애정 표현을 어떻게 할까" 생각하고 있는 남성도 많이 있습니다.

여성의 코멘트에서는 삽입 이외의 접촉을 중시하는 의견도 많이 볼 수 있다는 것이 인상적이었습니다.

"상대를 '소중한 사람'이라고 생각하고 있다면 모든 것이 섹스라고 생각합니다"

"삽입은 없어도 피부를 맞대고 몸과 마음이 서로 충족되면 그것으로 충분히 행복합니다"

또 전희의 중요성을 언급하는 의견도 있었습니다.

"설령 삽입을 해도 충분한 전희가 없으면 섹스라고는 생각할 수 없습니다"

"목욕 시간을 소중히 하고 있습니다"

물론, 배우자와 자신의 섹스 정의가 어긋나는 경우도 있습니다.

"오랜 세월, 배우자와 섹스에 대해 얘기하고 있지만, 그의 '남자의 자존심'과 저의 가령(加齡)에 의한 몸과 마음의 변화 및 당혹감이 커뮤니케이션의 장벽이 되고 있습니다"

섹스에 정답은 없습니다. 무엇보다 훌륭한 것은 파트너와 얘기를 하는 것입니다.

'비밀의 방'에서 회원들의 의견을 많이 접해 본 결과, "삽입 = 섹스라는 자신에게 걸린 주문(呪文)에서 해방된 것 같은 느낌이 들었습니다"라는 의견도 있었습니다.

성숙한 어른에게는 '어른만의' 섹스 고민이 있습니다. 때로는 "너무 야하다"는 의견도 받습니다만(웃음), 앞으로도 계속 '비밀의 방'을 활성화해 나가고 싶다고 절실히 생각하고 있습니다.

맺으며

건강수명이 늘어나면 '섹스 수명'도 늘어난다

의사인 제가 하는 것도 이상한 이야기지만, 가령(加齡)과 병에는 인간 누구도 이길 수 없는 법입니다. 체력과 몸 상태, 사고방식도, 그때그때 변합니다.

섹스에 관해 말하자면, 파트너가 성교통(性交痛)을 호소하는 경우도 있을 것이고, 남성인 당신이 전립선 질병에 걸리는 경우도 있을지 모릅니다. 허리가 안 좋아져서 섹스를 할 수 없게 된다... 같은 경우도 일어날 수 있습니다. 그리고 그때마다 자신이 어떤 선택지를 고를 것인지 다시 생각하지 않으면 안 되는 것입니다.

만일 '섹스의 목적 = 삽입'이라는 정의에 계속 집착하면 커플 중 어느 한쪽이 삽입할 수 없게 되었을 때, 둘의 섹스 라이프, 즉 성생활은 끝나버립니다.

하지만 인생은 끝나지 않습니다. "섹스를 할 수 없

게 되었다"는 상실감을 안고 계속 살아가는 것보다, 지금 할 수 있는 애정 표현을 추구하는 편이 인생이 풍요로워지는 것은 명백합니다. 이제까지와 같은 섹스를 할 수 없게 되었을 때, 어떻게 살아갈까?

인류가 처음 경험하는 100세 인생 시대에 이 질문에 즉시 답할 수 있는 사람은 많지 않을 것입니다. 하지만 연령이 늘어나 앞으로의 인생에 대해 생각할 때, 누구나가 직면하지 않으면 안 되는 것입니다. 이 책이 한 사람이라도 많은 중노년이 성과 가까워지고 성을 즐기는 계기가 되기를 바라 마지않습니다.

이 책을 제작하는 데는 나가오카쇼텐(永岡書店)의 이케우치 아키라(池內明) 씨, 라이터 아케미 씨에게 많은 협력을 받았습니다. 그리고 Facebook 커뮤니티 '토미나가 키요의 비밀의 방' 회원분들에게는 최대한의 경의와 감사의 마음을 표합니다.

토미나가 페인 클리닉 원장 토미나가 키요

주요 참고문헌·자료·웹사이트 일람

이 책에서 참고한 문헌과 자료, 웹사이트입니다.
본문의 해당 장소에 ※표시를 했습니다.

● P46-※1

'섹스의 기쁨' 정점은 64세, 90세에도 현역! 그 이유에 납득
뉴스위크 일본판 웹편집부
https://www.newsweekjapan.jp/stories/world/2018/02/6490.php

● P56-※2

H. Ohta, M. Hatta, K. Ota, R. Yoshikata & S. Salvatore (2020): Online survey of
genital and urinary symptoms among Japanese women aged between 40 and 90
years, Climacteric, DOI: 10.1080/13697137.2020.1768236
https://doi.org/10.1080/13697137.2020.1768236

● P94-※3

재팬 섹스 서베이 '젊은 여성은 아픈 섹스를 하고 있다!'
https://www.jfpa.or.jp/pdf/sexservey2020/JexSexSurvey_p5-7.pdf

● P105-※4

개와 인간, 서로 바라봄으로써 친밀하게, 아자부(麻布)대학 등 연구
https://www.afpbb.com/articles/-/3045639

● P120-※5

변형성 슬관절증의 유병률

Yoshimura N, et al. J Bone Miner Metabol 27, 620-628, 2009
https://www.u-tokyo.ac.jp/focus/ja/features/f_00064.html

● P171-※6

유럽과 미국 7개국의 50세부터 80세 1만 2815명을 대상으로 한 연구
Rosen R, Altwen J, Boyle P, Kirby RS, Lukacs B, Meuleman E, O'Leary MP, Puppo P, Robertson C, Giuliano F. Lower urinary tract symptoms and male sexual dysfunction: the multinational survey of the aging male(MSAM-7). Eur Urol 2003; 44: 637-649
https://www.urol.or.jp/lib/files/other/guideline/26_ed?v3.pdf

● P173-※7(그림)

"ED 진료 가이드라인 제3판"
마루이 에이지(丸井英二). 일본의 ED 역학과 위험 요소. 의학의 발걸음 2002; 201:397-400
https://www.jssm.info/guideline/files/EDguideline03_s.pdf

● P192-※8

Rider JR, Wilson KM, Sinnott JA, Kelly RS, Mucci LA, Giovannucci EL. Ejaculation Frequency and Risk of Prostate Cancer: Updated Results with an Additional Decade of Follow-up. Eur Urol. 2016 Dec; 70(6): 974-982. doi: 10.1016/j.eururo.2016.03.027. Epub 2016 Mar 28. PMID: 27033442; PMCID: PMC5040619.

● P195-※9

GeorgeDavey Smith, Stephen Frankel,John Yarnell; Sex and death: are they related? Findings from the Caerphilly cohort study: BMJ 1997; 315 doi: https://doi.org/10.1136/bmj.315.7123.1641 (Publish E D 20 December 1997)

Cite this as: BMJ 1997: 315: 1641

● P195-※10

Feldman HA, Johannes CB, McKinlay JB, Jongcope C:
Low Dehydroepiandrosterones Sulafate and Heart Disease in Middle-Anged Men:
Cross-Sectional Resulats from the Massachusetts Male Aging Study; https://doi.
org/10.1016/S1047-2797(97)00199-3

● P211-※11

일본성기능학회 2010: 25: 19-28 2008년 8월~2009년 4월 인터넷을 통한 위조
ED 의약품 4기업 합동 조사에서 인용

● P257-※12

월간 TENGA 35호 '펨테크', '섹슈얼 웰니스', '쾌락 격차' 이것 하나로 완벽 이해!
https://www.tenga.co.jp/topics/17043

● P266-※13

여성에게 인기 있는 남성의 특징·공통점 순위 TOP 15(게재일 2018/05/09)
https://news.mynavi.jp/article/20180509-osusume_navi/

● P282-※14

일본성기능학회 제32회 학술총회 100세 인생 시대를 사는 일본인 중노년의 성
실태 ~인터넷 조사 연구 결과~

● P289-※15

덴엔초후가쿠인(田園調布学院)대학 명예교수 아라키 치네코(荒木乳根子) 씨의

조사("배우자 간 섹스리스화: 2012년 조사에서 두드러진 특징" 일본성과학회잡지 2014-07)

● P290-※16

오카와 레이코(大川玲子) "성기능 장애와 파트너십"(일본성과학회잡지 17(1): 46-50 1999)

● P294-※17

후지이 히로미(藤井裕美) 주부회관클리닉 여성 외래 조사

저자 프로필 ───────────────────

토미나가 키요(富永喜代)

　　토미나가 페인 클리닉 원장. 의학박사. 일본마취과학회 지도의사. 1993년부터 세이레이하마마츠(聖隷浜松)병원 등에서 마취과 의사로 근무, 2만 명이 넘는 임상마취 실적을 가지고 있다. 2008년 에히메현(愛媛県) 마츠야마시(松山市)에 토미나가 페인 클리닉 개업. 일본 전국에서 내원하는 환자의 통증을 치료하고, 성교통(性交痛) 외래에서는 8,000명의 섹스 고민을 온라인 진단한다. YouTube '여의사 토미나가 키요의 남에게는 말 못 하는 통증 상담실'은 채널 등록수 30만 명, 총 재생횟수는 7,000만 회를 넘는다. SNS 팔로워는 44만 명. '오하요 닛폰', '나카이 마사히로(中居正広)의 금요일의 스마들에게', 등 텔레비전 출연 다수.

　　저서로 "여의사가 알려주는 성 취급설명서"(KADOKAWA), "손가락 끝의 격통·부기·저림 - 헤버든 결절은 스스로 고칠 수 있다!", "손가락이 아파도 효율적으로 지압할 수 있다! 손가락 지압 롤러"(이상 나가오카쇼텐(永岡書店)) 등. 저서·감수서 누계 100만부가 넘는 밀리언 셀러 작가이다.

<SNS 정보>

● YouTube '여의사 토미나가 키요의 남에게는 말 못 하는 통증 상담실'

● Facebook: '토미나가 키요의 비밀의 방'

  https://www.facebook.com/groups/kiyonohimitsunoheya

● TikTok:@tominagakiyo

● Instagram:@tominaga_kiyo

● Twitter:@tominaga_kiyo

● Blog:https://ameblo.jp/katakori-zutuu/

● 토미나가 페인 클리닉 홈페이지

  https://tominaga-clinic/or.jp/

구독자 특전 이 책을 구입해 주신 분께만 동영상 선물!!

이 책을 구입해 주신 분께 토미나가 키요 선생님이 해설하는 특별 미공개 동영상 "절정의 유두 공략"을 선물해 드립니다.

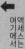여기에서는 액세스

※ QR코드로 동영상을 읽어 들이고 보십시오.
이 특전은 예고 없이 내용을 변경·종료하는 경우가 있습니다. 양해 바랍니다.

여의사가 가르쳐주는

100세까지
姓성을 즐기는 책

초판 1쇄 인쇄	2025년 1월 13일
초판 1쇄 발행	2025년 1월 20일
저　자	토미나가 키요(富永喜代)
번역자	김철용, 정동명
펴낸이	정동명
디자인	서승연
인　쇄	(주)재능인쇄
펴낸곳	(주)동명북미디어 도서출판 정다와
주　소	경기도 과천시 뒷골1로 6 용마라이프 B동 2층
전　화	02)3481-6801
팩　스	02)6499-2082
홈페이지	www.dmbook.co.kr / www.kmpnews.co.kr
출판신고번호	2008-000161
ISBN	978-89-6991-048-6(13510)
정　가	19,000원

이 책의 한국어판 번역권은 에릭양 에이젠시(Eric Yang Agency)를 통해 Nagaokashoten, LTD.,와 독점 계약한
(주)동명북미디어 도서출판 정다와에 있습니다. 저작권법에 의하여 한국 내에서 보호를 받는 저작물이므로 무단
전재와 복제를 금합니다.

『女医が教える　死ぬまで「性」を愉しみ尽くす本』（富永喜代）

JOI GA OSHIERU SHINU MADE "SEI" WO TANOSHIMI TSUKUSU HON

Copyright © 2023 by Kiyo Tominaga

Original Japanese edition published by Nagaokashoten, LTD., Tokyo, Japan

Korean edition published by arrangement with Nagaokashoten, LTD.

through Japan Creative Agency Inc., Tokyo and Eric Yang Agency, Seoul

※이 도서의 국립중앙도서관 출판예정 도서목록(CIP)은 서지정보유통지원시스템 홈페이지(http://seoji.nl.go.kr)
와 국가자료공동목록 시스템(http://www.nl.go.kr/kolisnet)에서 이용하실 수 있습니다.(CIP제어번호: CIP)